Michaela Huber (Hrsg.)

Pauline C. Frei

Leiden hängt von der Entscheidung ab

Gedichte und Texte zu Leben, Sterben und Heilwerden

Michaela Huber (Hrsg.)
Pauline C. Frei

Leiden hängt von der Entscheidung ab

Gedichte und Texte zu Leben, Sterben und Heilwerden

Mit Bildern von Marlene Biberacher

Junfermann Verlag • Paderborn
2006

Coverbild: „Schale" von Marlene Biberacher
Covergestaltung/Reihenentwurf: Christian Tschepp

Satz: JUNFERMANN Druck & Service, Paderborn

Bibliografische Information der Deutschen Bibliothek
Die Deutsche Bibliothek verzeichnet diese Publikation in der Deutschen Nationalbibliografie; detaillierte bibliografische Daten sind im Internet über http://dnb.ddb.de abrufbar.

ISBN-10: 3-87387-660-4
ISBN-13: 978-3-87387-660-6

Inhalt

„Wer, wenn ich schriee, hörte mich denn aus der Engel Ordnungen?
Und gesetzt selbst, es nähme mich einer plötzlich ans Herz:
Ich verginge von seinem stärkeren Dasein." – *R.M. Rilke,* Duineser Elegien

Wir widmen dieses Buch den Menschen in Not. Wir wünschen ihnen, dass jemand sie hört und sie ans Herz nimmt. Und dann wünschen wir, dass die Stärke des anderen sie selbst stark macht, ihr Leid anzunehmen und zu transzendieren.

Im Spätsommer 2006
Pauline C. Frei, Marlene Biberacher und Michaela Huber

Für meinen Mann und meine Kinder.

**„Freiwillige Abhängigkeit ist der schönste Zustand –
und wie wäre der möglich ohne die Liebe."**
– Johann Wolfgang von Goethe

Für diese Liebe danke ich euch von Herzen – ich bin stolz auf euch.
Pauline C. Frei

Vorwort von Pauline C. Frei

Anfänglich wollte ich ausschließlich ein Buch über Schönes und Reiches, über Helles und Weites schreiben, über all das Wundervolle, das ich auf meinem Weg erreicht, gefunden, gewonnen und geschenkt bekommen habe.

Doch ist nicht das Licht umso heller und leuchtender, wenn ich auch etwas über die Dunkelheit erzähle? Und ist nicht die Wärme umso wohltuender, wenn ich weiß, wie kalt es sein kann? Und ist nicht jedes mühsam erreichte Ziel umso wertvoller, fühlt man sich nicht umso reicher, wenn man rückblickend an die vielen schmerzhaften Stationen denkt?

Ähnlich wie nach einer Gipfelbesteigung: Über was spricht man wenn man oben ist? Über die herrliche Aussicht, den Blick ins Tal, das tolle Gefühl, oben angekommen zu sein? Sicher, aber doch auch über die vielen kleinen oder großen Stolpersteine; auch über die Phasen, in denen man glaubte, man kann nicht mehr, wenn die Füße so schmerzten und die Kondition am Ende schien; über das Glück, ein Stück gezogen worden zu sein; über das Schweben auf der Welle der Glückshormone, die, wenn man den Gipfel erreicht hat, ausgeschüttet werden. Über das Stolzsein auf sich, den großen Kraftakt geleistet zu haben.

Was bleibt einem in Erinnerung? Der schmerzvolle Weg, die Furcht, ihn nicht zu bewältigen, aber auch das großartige Gefühl, es geschafft zu haben, die Erinnerung an die wunderbaren Empfindungen, wenn man oben steht, die unvergessliche Sicht ins weite Land und auch die innerlich gewonnene Sicherheit, den nächsten großen Berg dann auch bezwingen zu können?

Ich wusste schon, dass Licht hell und leuchtend ist, wenn man das Dunkel kennt, und dass Wärme umso wohltuender ist, wenn man auch weiß, wie kalt es sein kann, aber ich wollte nicht mehr dort hin, zum Dunklen und Kalten, und ich wollte kein Buch über all das Grausame und Gewaltvolle schreiben, denn davon gibt es, wie ich finde, schon genug. Jetzt ist unser Buch, was an sich für mich schon ein Wunder ist, tatsächlich etwas geworden, und ich kann erahnen wie es sein wird, wenn Menschen es in Händen halten. Ja, ich kann spüren, dass es ein positives, reiches und mutmachendes Buch wird, so wie ich es mir gewünscht habe.

Und nun merke ich, dass ich doch wenigstens kurz etwas von der harten und schweren Zeit erzählen will. Vor allem will ich zum Ausdruck bringen, dass jede/r diesen Weg gehen kann, dass ich nichts Besonderes bin. Möglicherweise hatte ich etwas mehr Glück, aber vielleicht ist Glück auch relativ.

Meine mühsame „Bergbesteigung“ bis hierhin dauerte mehr als 16 lange Jahre. Darin sind die vielen Jahre davor, die man „schmerzhaftes Höhenlagertraining oder brutale Belastungstests“ nennen könnte (womit ich all die vielen Jahre der „Irrtherapie“ meine), nicht mit eingerechnet.

Bis heute habe ich keinen der Tage vergessen, an denen ich glaubte, ich ertrage das Sosein, mit allen psychischen Qualen und den Zerrissenheitsgefühlen, nicht mehr. Keine der Wochen ist mir aus dem Gedächtnis entschwunden, in denen ich mehr ans mich Umbringen als ans Weiterleben gedacht habe. Keinen der Monate, von denen es viele gab, will ich leugnen, in denen ich nur aufgeben wollte und meine Gefühle und Gedanken wie gefesselt und geknebelt waren. Keines der Jahre habe ich vergessen, in denen ich mich mühsam Schritt für Schritt, mit Notpausen der Verzweiflung, durchgeschleppt habe. Wie das Weiterkommen überhaupt möglich war, weiß ich heute manchmal gar nicht mehr.

Es waren lange, mühsame, qualvolle Jahre. Aber es hat sich gelohnt.

LeidensgenossInnen möchte ich zurufen: Jetzt bekommt keinen Schreck über die lange Dauer, die vielen Jahre! In meiner Erinnerung nahm nach etwa der Hälfte der Zeit mein Leben deutlich an Qualität zu. Dann wurde ich krank; es gab neue drohende Todesnähe und neue Kämpfe, neue Herausforderungen waren zu bewältigen.

Ich wünsche mir, dass ich die Menschen, die noch im Tal sitzen und schreckliche Qualen aushalten müssen, die glauben, es nicht schaffen zu können, den Berg zu erklimmen, die meinen, sich verirrt und verlaufen zu haben, die fürchten, auf der falschen Fährte zu sein, die mutlos, müde und traurig sind – alle, die vielleicht erst am Fuß des Berges oder noch am Aufstieg sind und eine helfende Hand gebrauchen können – symbolisch mit dem Buch, wenn sie das möchten, bei der Hand nehmen und ihnen damit vielleicht helfen kann, den möglichen nächsten Schritt zu gehen, bzw. die Richtung des Weges zu erahnen.

Oder vielleicht erinnert sich irgendjemand irgendwann an irgendetwas, das wir geschrieben haben, und kann dann von sich aus den nächsten wichtigen Schritt tun.

So wie ich auch unterwegs manches Gehörte und Gelesene als Ermutigung empfunden habe.

Vorwort von Marlene Biberacher

Seit vielen Jahren arbeite ich als Sozialpädagogin in einer Einrichtung für wohnungslose Frauen in München. Nach und zwischen einer Familienpause, in der ich meine beiden Töchter Viola und Lucia und meinen Sohn Max bekam, bildete ich mich traumaspezifisch fort. Diesen Ansatz fand und finde ich besonders hilfreich und in die Alltagspraxis der Sozialpädagogik effektiv umzusetzen. Bei meinen Bemühungen, in München ein Zentrum für Psychotraumatologie zu installieren, traf ich auf eine Gruppe engagierter PsychiaterInnen, PsychotherapeutInnen und SozialpädagogInnen. Gemeinsam gründeten wir Anfang 2006 den Verein *Trauma Hilfe Zentrum München e.V.*

Die Malerei hat mich seit meiner Kindheit interessiert. Vor 20 Jahren, während eines zweijährigen Frankreichaufenthaltes, begann ich zu malen, nahm Unterricht und an einer Gemeinschaftsausstellung teil. Inzwischen ist das Malen so in mein Leben integriert, dass mir ein Leben ohne Malen kaum vorstellbar wäre. Allerdings diente es vor allem meinem eigenen Seelenheil und half mir, Erlebtes zu verarbeiten. Daher erzählte ich zunächst auch nichts davon im Verein, dass ich eine Ausstellung in München in einer Praxisgemeinschaft der Erzdiözese München ausrichtete. Nun fielen aber „unglücklicherweise" die Finissage und das vereinbarte Treffen mit Michaela Huber genau auf einen Abend zusammen, so erzählte ich eher zögerlich von meinem Konflikt – wie ich wohl beide wichtigen Ereignisse wahrnehmen könnte. Kurz entschlossen wurde Michaela Huber von unserer ersten Vorsitzenden zur Finissage eingeladen und sagte zu, vor der öffentlichen Veranstaltung meine Ausstellung zu besuchen. Bei den letzten Vorbereitungen am Abend, zwischen Käsewürfel-Schneiden und Olivenspießchen-Stechen, plauderte ich mit den MitarbeiterInnen der Praxisgemeinschaft und erzählte vom hohen Besuch, der mir angekündigt worden war: „Wissen Sie, bei uns in der Trauma-Szene ist das etwa so, als würde bei euch heute der Papst kommen", erklärte ich augenzwinkernd.

Als ich dann Michaela Huber kennenlernte, empfand ich sie als freundlich, herzlich und unkompliziert und sie sprach von meinen Bildern, wie es bisher niemand getan hatte, der mich nicht sehr genau kennt.

Wenn Michaela Huber schreibt, dass sie einige meiner Bilder besonders berührt haben, so bin ich mir fast sicher, dass es sich um diejenigen handelt, in denen ich versucht habe, die Trauer über den Suizid einer Freundin meiner Töchter und meines Sohnes einige Monate zuvor zu verarbeiten. Sie entstanden zur selben Zeit, als die Berichte über die Opfer der Tsunamikatastrophe Schrecken verbreiteten; die ich malte, während ich R.M. Rilke hörte: „Wer, wenn ich schriee, hörte mich denn ..."

(Duineser Elegien). Die Leinwände zu diesem Bilderzyklus, den ich „Wer wenn ich schriee“ betitelte, grundierte ich schwarz und malte vom schwarzen Grund ins Helle hinein. Bei diesem Vorgehen entstehen Bilder von besonderer Tiefe; die darin liegende Symbolik kann über eine bloße Maltechnik hinausgehend verstanden und gesehen werden.

Kurze Zeit nach unserer persönlichen Begegnung machte mir Michaela Huber das Angebot, bei der Herausgabe dieses Buches durch meine Bilder mitzuarbeiten. Ich erfuhr von Pauline C. Frei, von ihrem Leben und von ihren Gedichten, Michaela Huber stellte einen direkten Kontakt zwischen Pauline und mir her. Zunächst schrieben wir uns eher vorsichtig und näherten uns über Paulines Gedichte, meine Bilder und das, was uns drei so sehr verbindet, die Überwindung des Dunklen, an. Als ich die Gedichte von Pauline das erste Mal las, kamen mir die Tränen, weil mich ihre Gedanken sehr berührten, weil ihre Worte so einfach und eindringlich sind und ihre Botschaft so überzeugend und wichtig ist. Inzwischen schreiben Pauline C. Frei und ich uns fast täglich und verabreden uns, um zu telefonieren.

Nach und nach begreife ich erst, wie besonders das ist, was Pauline und Michaela miteinander geschaffen haben, und welches Glück es ist, dass sie mich als Dritte im Bunde aufgenommen haben und ich mit meinen Bildern zum Buch beitragen kann. Für jede von uns ist der Inhalt dieses Buches ein Lebensthema; jede von uns hat eine andere Geschichte, führt ein anderes Leben – aber ein gewisser Kampfgeist, das leidenschaftliche Festhalten an der Überwindung von Schmerz ist das, was uns drei verbindet. Und inzwischen noch mehr.

Einführung in das Buch von Michaela Huber

Ich erinnere mich noch genau an den Tag, als ich ihr zum ersten Mal begegnete. Ein wenig beklommen wartete ich auf sie, die zu mir in den dritten Stock kommen musste. Es gab keinen Aufzug, und sie ging an Krücken. Wir hatten vorher darüber korrespondiert, miteinander am Telefon gesprochen, und ich fürchtete, dass sie ärgerlich und erschöpft sein würde, wenn sie endlich meine Praxistür erreichte. Sie war mir anempfohlen worden von ihrer Therapeutin und einer befreundeten Journalistin, die sich erhofften, ich könne sie beide entlasten und ihr helfen. Beide begleiteten sie auch. Das erste Mal kamen sie mühsamst mit der Bahn; wie ich hörte, half die Bahnhofsmission dabei, das Umsteigen zu bewältigen, und dann waren die Johanniter Samariter bestellt. Zwei Männer sollten sie im Rollstuhl in den dritten Stock des Altbaus hinauftragen. (Für die weiteren Male würde sie entscheiden, dass ihr Mann sie begleitete und die Treppen hinauftragen würde.)

Als es klingelte, beschleunigte sich mein Herzschlag. So viel Hoffnung hatten sie und ihre Familie und ihre BegleiterInnen in mich gesetzt, und ich sollte diese Hoffnungen nun rechtfertigen. Professionell hatte ich fünf Doppelstunden mit ihr ausgemacht, nicht mehr. Nur so viel Zeit konnte ich in den Sommermonaten erübrigen, in einem Zeitplan, der sonst sehr „auf Kante genäht" war. Fünfmal 100 Minuten Zeit, um ein „Programm" zu löschen.

Was wusste ich von ihr, die in diesem Buch auf eigenen Wunsch „Pauline C. Frei" heißen wird? Natürlich kannte ich ihren Klarnamen, und ich wusste, dass sie eine Kindheit, Jugend und junge Erwachsenenzeit voller Gewalt hinter sich hatte, dass es ihr gelungen war, die Nähe eines liebevollen Mannes zuzulassen und eine Familie zu gründen; dass sie zwei gesunde halbwüchsige Söhne hat, Phil und Jan (auch deren Namen werden hier zum Schutz der Familie verändert). Sie hatte eine therapeutische Odyssee hinter sich: Ein Therapeut hatte sie und die Kinder in Panik vor dem gefürchteten Kontakt zu ehemaligen Tätern in ein Frauenhaus „einliefern" lassen, in dem alle drei verschreckt und entsetzt einige Zeit verbrachten, dann weitergereicht wurden, bis sie schließlich wieder zu ihrem ebenfalls geschockten Mann in ihr Einfamilienhaus auf dem Land zurückkehrten.

Etliche stationäre Aufenthalte hatte Pauline hinter sich, zahlreiche Diagnosen, schließlich „Dissoziative Identitätsstörung". Sie war also eine multiple Persönlichkeit, ihre Identität war durch die Gewalteinwirkung gespalten gewesen. Ihre ambulante Therapeutin hatte ihr in einer langjährigen Therapie geholfen, mit dem Vielesein zurechtzukommen und zahlreiche Traumata zu bearbeiten. Es war ihr immer besser gegangen, sie war weitgehend integriert – und dann wurde sie ernsthaft körperlich krank. So krank, dass eine genaue körperliche Diagnostik absolut erforderlich war – und sie konnte sich diese Hilfe nicht suchen. Entgegen ihrem bewussten Willen und entgegen dem meisten, was in ihr spürbar war, gab es den Zwang, sich grübelnden „Lügen-Gedanken" hinzugeben: Nein, keine Hilfe holen, denn sie lüge ja nur. Wie viele andere quälende Zwangsgedanken und -handlungen hatten Täter ihr dieses Gedankenkarussell vor vielen Jahren gewaltvoll aufgezwungen, und nun sollte ich helfen, dieses Programm zu löschen oder zumindest so weit zu stoppen, dass sie ärztliche Hilfe in Anspruch nehmen „durfte".

Ich hörte die Etagenklingel, drückte in der Praxis auf den Öffner, ging ihr dann entgegen. Und fand sie auf einem Stuhl zusammengesunken vor, schwer atmend und mit gesenktem Kopf. Oh je, dachte ich, ob sie überhaupt in der Lage sein wird, ambulant psychotherapeutisch mit mir zu arbeiten? Dann hob sie den Kopf und ich sah: Oh ja, hier ist eine Frau, stolz und klar und wach und ernst entschlossen, sich allem zu stellen, was nötig ist. Auch mir, der noch Unbekannten. Ich gab ihr die Hand und sprach sie freundlich an, dabei fühlte ich ihre schlaffe kleine Hand in meiner. Ihr Körper schien sehr schwach und erschöpft zu sein, in krassem Gegensatz zu ihrem Geist, was ihre funkelnden Augen verrieten, die mich neugierig, aber auch misstrauisch musterten, bevor der Blick rasch abgewandt wurde. Während ich langsam neben ihr her ging und sie ihre Beine, auf Krücken gestützt, vorsichtig hinter sich her zog, die Füße bewusst und unter optischer Kontrolle aufsetzend, betrachtete ich sie von der Seite: Eine große Frau, blonde halblange Haare, scharfe Adlernase und helle Augen, das Gesicht zwar blass und eingefallen, aber trotz der Schmerzenslinien um den Mund zweifellos eine schöne und starke und kluge Frau. Innerlich seufzte ich erleichtert auf: Ihre mentale Stärke und ihre Klugheit würden uns helfen.

Vier Jahre ist das jetzt her. Und mein erster Eindruck hat nicht getrogen. Was ich jedoch nicht wusste: Aus den fünfmal 100 Minuten würden viele hunderte Stunden werden, aus der „Deprogrammierung" eine jahrelange Begleitung, nach einem halben Jahr durch ihre fortschreitende Erkrankung meist täglich, per E-Mail, SMS, Telefon und anfangs mit gelegentlichen Hausbesuchen meinerseits. Und ich würde dabei mindestens so viel lernen wie sie: Über das vermaledeite „Programm", das sich nicht löschen, nur immer wieder ein wenig lockern ließ, weil sie für die harte traumaprozessierende Arbeit schon zu schwach war; über Misstrauen und Hoffnung, Glück und Verzweiflung, Festhalten und Loslösen; und mehr über Spiritualität, als ich mir je vorher hätte träumen lassen. Um durchzuhalten, brauchte ich alles, was ich je professionell gelernt hatte – und viel mehr oder auch viel weniger: nämlich meine menschliche Fähigkeit, liebevoll und geduldig „dabeizubleiben", auch wenn körperlich nach kurzer Zeit klar war, dass es keine Heilung geben würde.

Und doch gab es Heilung in dieser Zeit unserer gemeinsamen Arbeit, seelische und spirituelle Heilung. Ja, es ist gemeinsame Arbeit gewesen und ist es immer noch, auch wenn wir uns menschlich nah gekommen sind. Wobei ich sie seit etwa zwei Jahren auf ihren Wunsch hin nicht mehr gesehen habe, nachdem sie einmal am Telefon meinte: „Ich bin immer so aufgeregt, wenn Sie kommen, das ist so viel Stress. Seien Sie mir nicht böse, aber das Telefonieren geht für mich viel besser" – was mich durchaus erleichterte, denn es sind über 300 Kilometer zwischen unseren Wohnorten. Wir siezen uns weiterhin. Wir sprechen unsere Telefonzeiten ab, und wir achten beide darauf, verlässlich zu sein, gegenseitig unsere Grenzen zu wahren, und wir überprüfen, ob wir gut gearbeitet haben oder worüber wir als Nächstes sprechen sollten, um den seelischen Genesungsprozess weiter voranzubringen. Von diesem Heilungsprozess handeln „Paulines" Gedichte, von denen sie irgendwann erzählte, die mich neugierig machten und die ich so beeindruckend fand, dass ich vorschlug, sie möge sie veröffentlichen, um anderen damit Mut zu machen, die durch schwere Krankheit und langes Siechtum hindurch, durch alle Todesnähe hindurch die Sehnsucht nach seelischer „Erlösung" haben.

Als Belohnung für unsere Arbeit gab es mehr sogar als Heilung. Während ihr Körper seinen überaus schmerzhaften „Häutungsprozess" durchmachte – sie leidet an akuter Borna-Infektion mit besonders schlimmen neurologischen Folgen –, werden ihre Seele und ihr Geist immer freier. Wachstum, Entwicklung und positive Veränderung sind also nicht abhängig von körperlicher Gesundung, können wir daraus lernen. Sondern das alles kann trotz fortschreitender Erkrankung stattfinden. Manchmal haben wir darüber gesprochen: Vielleicht sogar wegen der Erkrankung. Niemand möchte eine tödliche Krankheit bekommen, nur um seelisch zu genesen. Doch diese erzwungene Ruhe, das wochen-, monate-, ja jahrelange Liegen, die vielen Krisen mit Todesnähe und die unsagbaren Schmerzen haben eine solche Herausforderung an Paulines Klugheit, tiefe Empfindungsqualität, aufrichtige Auseinandersetzungsfähigkeit geboten, dass sie die „Angst-Natter", so der Titel eines ihrer Gedichte, immer wieder bändigen und ihr Leid transzendieren musste. Schließlich gelang es ihr mental, die Erkenntnis des Dalai Lama zu bestätigen, die diesem Band den Titel verlieh:

Schmerzen sind unvermeidlich – Leiden hängt von der Entscheidung ab.

Und was für Schmerzen musste und muss Pauline durchstehen. Die neurologischen Symptome dieser MS-ähnlichen Erkrankung, die spät, zu spät erst eindeutig diagnostiziert werden konnte, bedeuten: aufsteigende Lähmung und Spastik, heftigste Muskelkrämpfe bis dahin, dass die Muskelfasern reißen und ganze Gliedmaßen blau werden. Alles begann mit einer unendlichen Schwäche – ein Symptom, das so unspezifisch ist, dass es leicht als psychosomatisch eingeordnet werden kann, was auch geschah und womit wertvolle Zeit verging; Zeit, in der vielleicht eine Behandlung noch hätte Erfolg haben können. Dann begannen die Füße und Beine ihr nicht mehr zu gehorchen, gefolgt von Händen und Armen, dem Rücken und dem Bauch. Nun erschraken die Neurologen, die Pauline aufsuchen „durfte", nachdem wir ihr „Lügen-Programm" ein wenig beiseite schieben konnten. Die Ärzte begannen hektisch zu werden: Was genau hat sie denn? Und schlugen zahlreiche Untersuchungen vor, die jedoch keine Heilungschance versprachen. Derweil erreichten Lähmung und Spastik nach den Muskeln nun Paulines innere Organe: Kehlkopfkrämpfe, Lungenkrämpfe, Magen- und Darmkrämpfe, Herzstolpern und -entzündungen, rasende Kopfschmerzen ... Und Fieber, immer wieder. Erst eine Reihe von Blutuntersuchungen und Befragungen von Spezialisten des Robert-Koch-Instituts konnten Klarheit geben: akute Borna-Infektion. Doch darüber gibt es nur diffuses Fachwissen, und so wurde experimentiert. „Schon wieder Versuchskaninchen", stöhnte Pauline. Nichts half, und für „Rosskuren" war sie schon zu sehr geschwächt.

Nichts hilft, außer L-Dopa in immer höheren Dosen, Schmerzmittel in immer höheren Dosen, und Mittel, die ihren Kreislauf stabil halten sollen, der immer wieder ins Bodenlose stürzt ...

Seit langer, sehr langer Zeit schon geht es täglich darum, die Schmerzen von „absolut unaushaltbar" in „soeben noch aushaltbar" zu verwandeln – in die Qualität, die ihr Denken und Fühlen braucht, um sich vom rein körperlichen Vegetieren abzusetzen. Übrigens war Pauline ganz offenkundig gewohnt, Schmerzen von solch ungeheuren Ausmaßen zu ertragen, die „unsereins" vermutlich gar nicht aushalten könnte. Es gab Tage, ja Wochen, in denen das Stadium der Aushaltbarkeit auch für sie – trotz aller möglichen Schmerzbehandlungen – nicht erreichbar war und Pauline nur noch sterben wollte, wobei sie – sicher manchmal nur ihrer Kinder wegen – keinen Suizidversuch unternahm. Und sie starb – beinahe, drei Viertel sozusagen, und kehrte doch immer wieder ins Leben zurück. Wurde phasenweise in tiefen Schlaf versetzt, um unter den unaushaltbaren Schmerzen „hindurchzutauchen". Wurde Stufe für Stufe die Treppe des Lebens hinabgeweht ...

Und es gibt Tage, immer wieder gab und gibt es Tage, an denen alle staunen, die mit ihr zu tun haben: Wie kann ein Mensch, der ein derartiges körperliches Martyrium durchmacht, Gedichte und Texte von solcher Intensität und Kraft und solchem Humor schreiben? Wie kann eine Frau, die nie studiert hat und deren Spiritualität durch die frühe und langjährige Gewalt auf das Zynischste attackiert war, sich so tiefe Gedanken über den Sinn des Lebens, auch und gerade ihres Lebens, machen? Wie gelingt es ihr, die Opferrolle abzulegen und sich damit aus der Macht der Täter endgültig zu lösen? Wie um alles in der Welt kann sie so deutlich sagen, dass „Wärme statt Hass" den inneren Frieden bringt? Wärme ist ein Begriff, der in ihren Gedichten oft vorkommt, ebenso wie „Licht". Wie ist sie da bloß hingekommen?

Was für eine Leistung, angesichts des ungeheuerlichen körperlichen Kampfes „das fordernde ‚Ich will' abzulegen, das quälende Warumweshalbwieso loszulassen", wie sie in einem Gedicht schreibt. Wie bewundernswert, zu dem Ergebnis zu kommen, sie sei „frei und glücklich, auch wenn ich sterben werde". Und das, ohne die Qual zu negieren, die gleichzeitig da ist: Nicht mehr gehen, springen, schwimmen, fahren, laufen zu können. Nie wieder einen Kuchen zu backen, sich Schuhe kaufen, ein Buch lesen zu können. Eine Fähigkeit nach der anderen zu verlieren, schmerzvoll ...

Was hat geholfen?

Natürlich liegt die Antwort vor allem in dieser Persönlichkeit, in der Fähigkeit, sich allem offen und aufrichtig zu stellen, was da an Herausforderungen auf sie zukam und zukommt. Auch die erstaunliche Tatsache, dass sie sich nach all den Schreckenserfahrungen mit Tätern an Menschen binden kann, die ihr gut tun, hat sicher sehr geholfen. Die Liebe, die zwischen ihr und den Menschen um sie herum ausgetauscht werden konnte, war unendlich hilfreich. Und in der letzten Zeit hat sie dieses Buchprojekt sicher auch auf gute Weise beschäftigt: dass es aus all der Not und Qual heraus eine Botschaft gibt, die sie auf ihre Weise formulieren und weitergeben kann. Geholfen hat ihr eine wachsende eigene Spiritualität und die Fähigkeit, liebevolle Wesenheiten als Engel zu imaginieren, die sie begleiten und ihr helfen (werden), die Schwelle in eine andere Dimension zu überschreiten. Oder besser: in diese andere Dimension hineinzufliegen, denn schreiten kann sie schon lange nicht mehr.

Was habe ich gelernt?

Dass es große Menschen gibt, die ihr Leid in etwas verwandeln können, das hell, stark und schön ist. Dass Liebe stärker ist als Hass; dass Licht stärker ist als Dunkelheit. Dass es sich lohnt, weiter zu wachsen und sich zu entwickeln, auch im größten Leid und während der schlimmsten Krankheit. Dass es etwas Freundliches gibt, das uns „auf der anderen Seite erwartet" – nie hätte ich gedacht, dass ich es von und mit einer Frau lernen werde, die rituelle Gewalt hinter sich hat. Und so bin ich zutiefst dankbar für diese Erfahrung. Manchmal hat Pauline mich gefragt, was das wohl für eine Beziehung ist, die wir da haben. Sie ist ja durch die stete Begleitung mehr als nur eine Klientin; eine Freundin ist sie auch nicht. Was bin ich für sie? So richtig konnte ich es auch nicht beantworten, nur so: „Ich bin Ihre Begleiterin."

Tatsächlich hat sie auch mich begleitet, auch wenn es äußerlich gesehen um sie und ihre Entwicklung ging. Es ist mir ein Glück und eine Freude, sie kennengelernt zu haben und Ihnen dieses Buch mit ein paar einleitenden Worten vor jedem der zehn Kapitel vorstellen zu können.

Und noch ein großes Glück gab es: Bei einem Besuch anlässlich der Gründung des Traumahilfezentrums München ging ich auf Empfehlung in eine Finissage der Malerin Marlene Biberacher, die hauptberuflich engagierte Traumaberaterin ist. Wobei ihre Bilder inzwischen so beliebt sind, dass sie von Sammlern aufgekauft werden. Ahnungslos und ohne Marlene je getroffen oder über ihre Bilder Näheres erfahren zu haben, ging ich in die Ausstellung hinein. Und was mir selten geschieht: Ich stand vor einigen Bildern und kämpfte mit den Tränen. Spürte die Kraft, die von diesen Bildern ausgeht, die Verwandlung von Leid und Schmerz in eine andere Dimension, die diese Bilder ausstrahlen. Kurz darauf erzählte ich Marlene von dem Buchprojekt und fragte sie, ob sie sich vorstellen könnte, eigene Bilder zur Illustration beizusteuern – und sie sagte sofort zu. Seither sind Marlene, Pauline und ich gemeinsam mit einigen HelferInnen aus dem Verlagswesen und letztlich mit Gottfried Probst und Heike Carstensen vom Junfermann Verlag dabei, dieses Projekt umzusetzen, das wir Ihnen jetzt vorlegen können. Und ich bin so stolz darauf, wie ich auf kaum etwas anderes je war. Um es prosaisch zu sagen: Es war und ist allseits ein „Win-Win-Game".

Möge das Buch, mögen die Texte und Bilder Sie anregen, sich niemals zu begnügen mit dem erlittenen Leid. Mögen Sie Trost finden in der Not, Klarheit in der Trübsal, Sinn in dem, womit Sie hadern. Möge es etwas von der Freude ausstrahlen, die wir dabei hatten, es herzustellen.

Im Sommer 2006
Michaela Huber

Einführung von Pauline C. Frei

In meinen Gedichten habe ich viel von mir und meinem Weg erzählt, sodass es, wie ich finde, nicht so vieler einleitender Worte von mir bedarf.

Manche sagen: Das, was ich erlebt habe, im Schlechten wie im Guten, reiche für mehrere Menschenleben; ich aber möchte auf keine Erfahrung und kein Lernen verzichten. Allein das sagen zu können, macht mich reich und glücklich.

Als ich es endlich geschafft hatte, mich zu lösen von allem Dunklen und von der Gewalt, spürte ich recht bald: Nun will ich auch gewinnen, ich will der Sieger sein, komme was wolle. So suchte ich und fand das Helle und Warme in mir und spürte: Da will ich sein.

Es ist die größte Gnade zu wissen, „alles wird gut", unabhängig von meinem jeweiligen Zustand. Das habe ich gelernt. Auf diesem Weg – und dafür bin ich unendlich dankbar – wurde ich immer geliebt von meinem Mann, egal wie ich war. Ich hatte meine Kinder und das Glück, vertrauen zu können.

Es gibt nichts, das verschwiegen, tabuisiert oder gar bagatellisiert werden muss. Gewalt ist zerstörerisch; ihr ausgesetzt zu sein, zieht hinunter ins Dunkel, ins Kalte und Grausame, das das Selbst einzunehmen versucht. Doch ich wünschte mir immer, mein ganzes Leben lang, mich von all dem Dunklen und Kalten zu lösen. Ich wünschte mir, erwachsen, belastbar, „normal" und „gleich" zu sein. Mein Ziel war, nicht mein Leben lang herumgeschubst und getreten, aber auch nicht ewig samtpfötig und behutsam als Opfer behandelt zu werden. Und mein Ziel war vor allem, nicht mehr von mir selbst, aber auch nicht von außen (weder im Negativen von der Tätergruppe noch im Guten von den Helfern) ausschließlich über das „Trauma" und dann über die Krankheit definiert und identifiziert zu werden.

Ich bin ich, mit all dem, was mir widerfahren ist, was ich erfahren habe, wie ich geworden bin, was ich heute weiß, kenne, spüre und liebe – und nicht „die Frau mit dem schlimmen Trauma" oder „die mit der furchtbaren Erkrankung".

Das war mein Hauptziel. Ich zu sagen, mich zu meinen, mit allem, wie ich bin. Und als Ich wahrgenommen zu werden.

Diese Entwicklung habe ich auch der liebevollen und stets sicheren, lange Zeit tagtäglichen Hilfe durch meine frühere Therapeutin zu verdanken. Sie hat mir in den harten Jahren des „Ausstiegs" sehr geholfen – hat das Leben gerettet –, und ich bekam in der Arbeit mir ihr die Möglichkeit, mich zu entwickeln und zu integrieren. Ebenso wichtig waren liebe Helfer und regelmäßige Zuhörer. Der Satz „Ich glaube dir“ und Verlässlichkeit waren in der Anfangszeit für mich die wichtigsten Dinge!

Dann hatte ich das Glück, zum richtigen Zeitpunkt Michaela Huber zu begegnen. Sie schenkt mir viel Da-Sein und Achtung, Respekt und Vertrauen, sodass ich immer mutiger wurde und mich mehr und mehr traute, meinen Weg zu gehen. Dafür und für ihre sichere und auch liebevolle Begleitung danke ich ihr von Herzen.

Und wie das Leben so seine ganz eigene Regie führt, stieß Marlene Biberacher mit ihren wundervollen Bildern zu uns, sodass „unser Buchprojekt“ immer realistischer wurde.

Mit diesem Buch bekomme ich die große Chance zu sagen: Trauma ist kein ewiges Stigma, das aussichtslos und chancenlos an einem haftet wie etwas, das sich nie mehr ändert oder nie ändern lässt. Sondern es ist möglich, sich zu lösen, zu wachsen und vor allem frei zu sein. Nichts noch so Schlimmes kann einem Menschen für immer und ewig die eigene Würde und Kraft nehmen, sich zu befreien und frei zu leben. Alle, die unter Gewalt und ihren Folgen bzw. unter einer schweren Krankheit oder Schicksalsschlägen zu leiden haben, sollten nie vergessen: Freiheit ist wundervoll!

Daher: Keine Gewalt der Welt muss uns „kleinkriegen“, keine Krankheit der Welt muss uns kleinmachen. Wachstum sucht und findet seinen Weg, immer! Wichtig ist, dass wir uns dafür öffnen, uns trauen den Weg der Veränderung zu gehen. Auch wenn dieser Weg schmerzhaft und langwierig sein kann. Sicher und beruhigend ist dabei, dass der vor uns liegende „Berg“ nur in Abschnitten, Schritt für Schritt, überquert werden muss und dass es immer wieder Ruhepunkte gibt. Und hinter jeder neuen Biegung könnten eine Überraschung, eine Erkenntnis, ein Trost oder eine andere „Belohnung“ warten.

Was zählt ist, die Nähe von Menschen zuzulassen, die uns achtsam und respektvoll begleiten, denn allein ist es oft zu schwer. Liebevolle Begegnung hat in sich schon viel Heilsames; Halt und Da-Sein zu spüren ist schon der erste Tropfen heilender Medizin.

So wünsche ich allen LeserInnen den Mut, sich in die Augen zu sehen, die Offenheit für Neues, die Kraft für harte Arbeit und zum Anschauen von Unangenehmem und das Vertrauen auf das eigene ICH. Ich wünsche Ihnen, dass Sie sich nie begnügen, und den Unterschied zwischen Aufgeben und Loslassen kennenlernen. Es lohnt sich.

Im Sommer 2006
Pauline C. Frei

P.S.: „Meine drei Männer“ (mein Mann und meine zwei Söhne) waren stets, auch während meiner Klinikaufenthalte, in meiner Nähe. Sie campierten ganz spartanisch in einem kleinen Zelt oder mieteten sich in Jugendherbergen ein. Einmal brachten sie mir ein kleines Heftchen mit, das ihnen von freundlichen Nachbarscampern geschenkt worden war. Deren Tochter, die schwer krank sei, habe es verfasst. Darin standen kurze, mutige, sehr beeindruckende Texte. Nie habe ich diese Frau kennengelernt, doch war sie mir bald sehr vertraut, denn stets begleiteten mich ihre klaren und kraftvollen Worte, halfen mir oft, machten mir Mut und gaben mir Jahre später den Anstoß, ebenfalls zu schreiben. Falls ich die eine oder andere Formulierung aus lauter Vertrautheit und Wahrheit in ähnlicher Form gebraucht haben sollte, möchte ich diese respektvoll dem Gedenken an sie widmen. Vielleicht würde sie sich freuen zu wissen, welch große Wirkung ihre Gedanken und Worte auf mich hatten. So danke ich ihr, der Unbekannten und doch so Vertrauten, von Herzen.

Teil 1

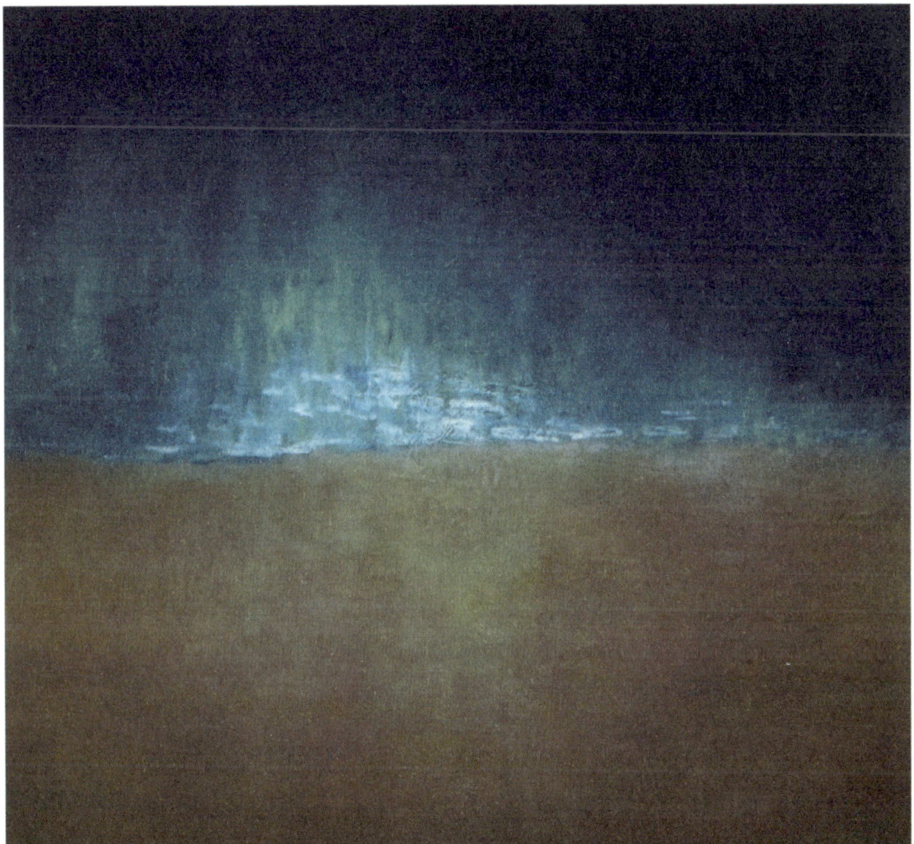

Sprechen – Stimmen – Schreiben

Einleitung von Michaela Huber

Zufällig lese ich gerade noch einmal *Owen Meany* von John Irving, einen der großen Nachkriegsromane aus den USA. Der kleinwüchsige Weise Owen kommentiert da an einer Stelle einen seiner ersten gesehenen Fernsehfilme, mit Bette Davis als an Hirntumor erkrankter Protagonistin, die, wie es heißt, „ihr Schicksal mit Würde annimmt; sie zieht ... nach Vermont und widmet sich ihrem Garten – und lebt fröhlich mit der Tatsache, dass, eines Tages, ganz plötzlich, die Dunkelheit kommen wird." Owens Kommentar: „Wie traurig! Wie schafft sie es nur, *nicht* daran zu denken?"

Heute bleibe ich an solchen Sätzen hängen. Lege das Buch beiseite, denke an Pauline C. Frei und ihren Weg. Auch sie ist mitten im Leben, als eine tödliche Erkrankung sie heimsucht. Mehr noch: Sie ist gerade erst in einem guten Leben angekommen, nachdem eine Kindheit und Jugend aus Gewalt und Qualen überlebt und manches überstanden ist, und wird dann krank.

Jeder Mensch, den Gewalt oder eine unheilbare Krankheit mitten im Leben heimsuchen, muss eine Entscheidung treffen. Um es mit Owen Meanys Worten zu sagen: Schaffe ich es, daran zu denken, oder schaffe ich es traurigerweise, nicht daran zu denken? Die Geschichte ist voll von Menschen, die „tapfer und fröhlich weiterleben" und so tun, als wäre nichts. Die sich nicht anmerken lassen, dass sie gelitten haben und noch leiden. Die ihr eigenes Leid bis zur Unkenntlichkeit vor anderen verbergen, ja vor sich selbst; die einfach nicht daran denken und hoffen, dann werde alles gut – oder dann sei es eben ganz plötzlich vorbei mit ihnen.

Wenn Sie jetzt diese Zeilen lesen: Denken Sie gerade an Ihre Mutter, Ihren Vater, an sich selbst? Denken Sie darüber nach, ob es gut und richtig ist, „nicht daran zu denken" und einfach „fröhlich weiterzuleben"? Und was „fröhlich" dann heißt? Owen Meany sagt „Wie traurig!" und meint: Wie armselig, so zu tun, als wäre nichts. Leugnen, sich in eine abgespaltene Heiterkeit flüchten, nicht daran denken, was diese Krankheit für ihr wahrscheinlich bald zu Ende gehendes Leben bedeutet – wie traurig.

Zu mir kommen Menschen, die einen anderen Weg gehen. Die sich ansehen wollen, was Leid und Krankheit, was Gewalt und Todesnähe mit ihnen gemacht haben. Nicht um sich darin „zu suhlen", sondern um davon zu genesen. Meist haben sie viele Jahre lang alles daran gesetzt, „fröhlich weiterzuleben und sich nichts anmerken zu lassen" – es hat nur nicht ganz geklappt. Manche wissen kaum noch, was sie so oft verzweifeln lässt, bringen ihre Ängste und Nöte und Schmerzen nicht mit den Ereignissen in Verbindung, die „damals" geschehen sind, oder mit der Erkrankung, die heute an ihnen zehrt.

Es sind gewöhnlich Menschen, die nach frühen und langjährigen Gewalterfahrungen meine Begleitung suchen, um zu lernen, nicht mehr täglich von den Schrecken heimgesucht zu werden, körperlich, seelisch, in ihrem Arbeitsleben – so es noch eines gibt –, in ihren Beziehungen, oder Schrecken, die mit der erlebten äußersten Bedrohung zu tun haben. Was macht eine Person angesichts des drohenden Todes?

Fachlich kann ich diese Frage heute besser beantworten als je zuvor: Sie dissoziiert, wenn sie kann. Sie spaltet ihre Persönlichkeit und ihr Gedächtnis auf, in einen Teil, der „es weiß", und einen Teil, der „es nicht weiß". Kinder, die mitten in Gewaltszenarien groß werden, wachsen in ihrer Persönlichkeit gar nicht erst richtig zusammen. Sie bleiben in vielen unterschiedlichen Zuständen, Teil-Ichs vielleicht, hängen und wundern sich dann beim Heranwachsen, dass sie „manchmal so sind und manchmal so", dass sie sehr verschieden denken, fühlen und handeln und auch beim Erwachsenwerden keine einheitliche Persönlichkeit entwickeln, sondern – abhängig von den jeweiligen Außenreizen – sehr anders „sind". Im Extremfall wissen sie nicht mehr, in welchem Zustand sie gerade vorhin waren oder was sie am Vormittag getan haben; und wenn sie wieder „ich" denken, ist bereits eine ganze Zeit vergangen und ein anderes „Ich" in ihnen hat gehandelt.

Solche Menschen nennt man in der Alltagssprache multiple Persönlichkeiten; klinisch sprechen wir von dissoziativer Identitätsspaltung. Pauline war einmal eine so deutlich gespaltene Persönlichkeit, in ihr waren „viele Stimmen", ohne dass sie jemals psychotisch gewesen wäre; die Spaltung war traumabedingt. Es hat viele Jahre sorgfältiger Arbeit mit ihrer Therapeutin und sehr viel bewusste Auseinandersetzung mit der Gewalterfahrung gebraucht, „unerbittliches Hören und Verstehen", wie sie es in ihrem ersten Gedicht nennt, um aus den vielen Stimmen im Inneren und der Stimme, die in ihr nach außen sprach, die eine werden zu lassen.

Erwachsene integrierte Menschen reagieren, sobald sie in Todesnähe geraten, nicht mehr so radikal mit einer Aufteilung ihrer Persönlichkeit. Doch auch ihnen bietet ihr Gehirn an, die schrecklichen Wahrheiten abzuspalten. Einfach so tun, als wäre das nicht wahr! Oder es manchmal wissen und furchtbar leiden, und sobald der Schmerz wieder aushaltbar ist: War da was? Ist da was? Da ist nichts! Sich mit drohender Todesnähe auseinandersetzen zu müssen, ähnelt dem Trauerprozess:

- Leugnen
- Wut
- Verhandeln
- Depression
- Einverständnis
- Hoffnung

Leugnen sagt: „Es ist nicht wahr!" Oder auch: „Da ist nichts!" Wut sagt: „Verdammt noch mal, warum ich?" oder: „Andere sind schuld!" Verhandeln meint: „Wenn ich nur alles richtig mache, überlebe ich". Depression: „Alles ist aus" oder kreiselnde, nicht zu beantwortende Gedanken: „Warum ich?! Wieso Kranksein?! Pauline nennt es in einem Gedicht das „Warumweshalbwieso". Einverständnis ist ein Stadium, das nicht viele erreichen, nur diejenigen, die sich wirklich dem gesamten Prozess aussetzen. Das Wort bedeutet so etwas wie: „Aha, es ist so. Es ist also wirklich so. So ist das jetzt. So bin ich also jetzt." Und Hoffnung bedeutet: „Es gibt noch mehr als das."

Schmerzen, so sagte es der derzeitige Dalai Lama einmal, Schmerzen sind unvermeidlich. Leiden hängt von der Entscheidung ab.

Pauline C. Frei hat sich entschieden: für das Hinschauen, das Integrieren. Hat es sich gelohnt? Lesen Sie selbst.

Gedichte von Pauline C. Frei

Sprechen – Stimmen – Schreiben

Miteinander sprechen ist selbstverständlich.
Die innere Stimme nach außen senden,
sich verbinden, angenommen werden
– sprechen und hören –
sind Teil des gemeinsamen Lebens.

Ich habe eine äußere Stimme, die jeder hören kann,
und eine innere (mindestens), die höre nur ich.
Früher wollte ich die inneren Stimmen nicht hören,
sie machten mir Angst.

Dennoch waren sie immer da,
manchmal fremd und dann wieder sehr vertraut,
als Aufforderung, Belästigung, Kränkung, Mutmacher,
als kreisende nicht enden wollende Gedanken.
Oder sie machten sich anderweitig,
scheinbar unbeeinflussbar, in meinem Innern breit.

Diese Gedanken, Gefühle und Stimmen
trug ich lange qualvoll mit mir herum,
bestenfalls beruhigten sie sich
oder zogen sich wenigstens vorübergehend
zurück.
Meist aber wirkten sie endlos drängend in meinem Innern,
bis ich sie endlich stimmig verstanden und dann ausgesprochen hatte.

Durch unerbittliches Hören und Verstehen der inneren Stimmen,
mit schamvollem, erschrockenem, aber auch erleichtertem Erkennen,
und zuletzt mutigem, erlösendem Aussprechen,

konnte ich mich ganz langsam von deren Kreisen und Macht befreien.
Ich wurde eins.

Heute ist meine innere und äußere Stimmen gleich,
Alles stimmt!

Dann kam die Krankheit.

Erneut erlebte ich
– in der Einsamkeit und dem Wie-abgeschnitten-Sein von der Außenwelt –,
wie wichtig, wertvoll und verbindend
Hören, Verstehen, Aussprechen und Außen-gehört-Werden
im täglichen Leben sind.
Erneute Stimmensuche!

Wie? Wo?
Mich zurückziehen?
Andere Wege suchen?
Neues finden?
Gefunden werden?

Ich fand, mich fand das Schreiben:
Meine Stimme, meine Gefühle entwickelten sich zuerst
zu Gedanken, zu Bildern,
und diese wurden dann zu Worten,
mit deren Hilfe ich mich nun wieder verbinden kann.
Neue Stimme war entdeckt?

Mit den Worten, Texten, Gedichten,
die in alle Himmelsrichtungen fliegen können,
finde ich Zuhörer, Leser.
Ein stimmiger Weg!

Mein Inneres lehrt mich Wissen und schenkt mir Veränderung.
Verstehen und Wissen,
erkannt, geschenkt im Raum der Krankheit.

So spüre und höre ich in mir
helle, warme, farbenfrohe Gedankenbilder
oder fühle und sehe in meinem Innern
dunkle, kalte, triste „Bildgefühle“.

Ihr könnt meine „Gedankenstimme“ laut und kräftig hören
oder leise und zärtlich im Lesen spüren.

Von mutig, traurig, schön und bitter,
voll Hoffnung, Witz und Schmerz
sind meine Gedanken, meine innere Stimme,
meine Buchstaben, meine Worte,
meine Gefühle,
bin ich ...

Schreiben hilft ...

Meine Stimme verschicken,
Gedanken und Gefühlen einen Empfänger geben.
So lösen sie sich von mir und treffen auf
Verbindung.

Lösen hilft ...
Verbinden hilft ...
Schreiben hilft ...

Man erzählt mir,
der **Dalai Lama** sagt:
„Schmerz ist unvermeidlich.
Leiden hängt von der Entscheidung ab.“
Ich dachte, der hat gut reden.

Doch ich durfte lernen:
Das Leben bietet keine Entscheidung
für oder gegen Schmerzen und Krankheit an.

Aber ich kann mich entscheiden:
ob mein Leben,
ob das, was ich aushalte und trage,
Leid oder Weg ist.

Ich kann wählen
zwischen Leiden und Lernen!

„Leiden hängt von der Entscheidung ab.“

Weltreise

Ich machte mich auf den Weg,
wollte fremde Länder entdecken und neue Menschen treffen,
wollte weite Meere bestaunen, hohe Berge bewundern,
endlose Wüsten sehen,
wollte andere Kulturen kennenlernen.
Kurz:
Ich wollte mich aufmachen,
Wundervolles, Glanzvolles und Kostbares zu finden.
Anderswo.

Und dann kam alles ganz anders.

Ich machte mich auf den Weg zu mir.
Ich fand den Mut,
mir ins Herz und in die Augen zu schauen.

Meine Seele öffnete sich.
Tief in meinem Innern entdeckte ich unerwartete Schätze.

Manches, was ich fühlte, tat weh,
manches war mir fremd,
einiges machte Angst.

Aber auf der weiten, aufregenden Reise
über hohe Berge, durch tiefe Täler,
und trockene Wüsten
entdeckte ich das wertvollste Geschenk,
das ich weltweit finden konnte.

Und so traf ich nach langer Wegstrecke
glücklich, zufrieden und dankbar auf MICH.

Teil 2

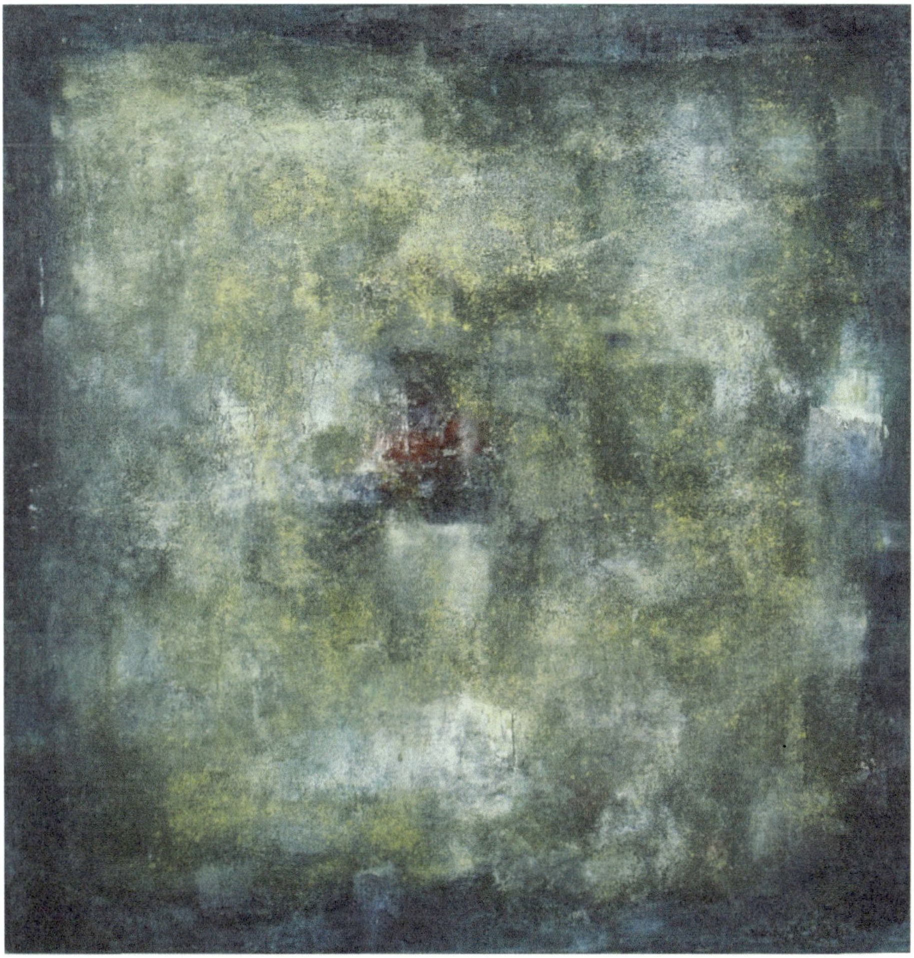

Von der Gewalt über die Krankheit zur Freiheit

Einleitung von Michaela Huber

„Sie hat Gewalt erlebt." Was sich hinter diesem Satz verbirgt, kann nur wirklich ahnen, wer weiß, was das heißt, also Ähnliches erlebt hat, und sei es durch Beobachtung. Und hier ein Hinweis: Im Folgenden könnte, obwohl ich mich bemüht habe, keine Details zu nennen, für Betroffene einiges allzu bekannt sein und daher Traumaerinnerungen triggern. Diese Menschen also bitte ich, die kursiv gedruckten Passagen mit Vorsicht oder auch eventuell gar nicht zu lesen.

Gewalt heißt zuallererst „Man made trauma": Ein Mensch verwundet einen anderen, mit der Wucht seines Körpers und der Kraft seiner zusätzlich verwendeten Waffen, körperlich und damit auch seelisch.

Statistisch betrachtet ist der Gewaltausübende körperlich stärker. Wussten Sie das? Haben Sie nicht vielmehr bislang gedacht, es sei anders? Nein, David gegen Goliath war und ist eine seltene Ausnahme, ähnlich wie der Kampf der Davide und Goliathe untereinander. Es ist meist Goliath, der David angreift, das ist die banale Wahrheit, die die Goliathe gern verleugnen, vertuschen und verdrehen.

Tatsächlich wird das Gros der Gewalt von Stärkeren gegen Schwächere ausgeübt, nicht umgekehrt, und auch ein Kampf unter Gleichstarken (beinahe hätte ich gesagt: Halbstarken) ist statistisch betrachtet eine Ausnahme.

Erwachsene tun Kindern Gewalt an, Männer sind gewalttätig gegen schwächere Männer sowie – vor allem! – gegen Frauen und Kinder. Frauen schlagen und hänseln, schütteln und treten (vor allem ihre eigenen) Kinder sowie schwächere Mädchen (etwa in Mädchengangs) und schwächere Frauen, etwa alte und behinderte. Stärkere Jugendliche und Kinder gehen gegen Mädchen und schwächere Jungs und Männer (zum Beispiel ausländisch aussehende ...) vor. Von der Gewalt der Staaten untereinander können wir Ähnliches beobachten: Militärisch starke Staaten führen Krieg gegen schwächere, Alleinherrscher unterjochen ihr Volk ... Haben Sie sich schon einmal klargemacht, dass inhaftierte männliche Mörder in der Regel Frauenmörder sind und inhaftierte Mörderinnen meist Kindsmörderinnen?

In unserer Gesellschaft werden solche Zusammenhänge verschleiert; ja diejenigen, die auf die statistische Wahrheit hinweisen, gelten als „ideologisch verbohrt". Wussten Sie, dass Männer viel mehr Gewalt erleben als Frauen, aber Mädchen und Frauen gravierendere Störungen nach Gewalteinwirkung erleiden? Der Grund ist, dass das weibliche Geschlecht nicht nur körperliche und seelische, sondern vor allem auch sexuelle Gewalt zu fürchten hat – als sei das die Gewaltart, die geradezu für es „vorgesehen" ist.

Heute wird der Gewalthintergrund und das Geschlechtsspezifische darin durch den im Alltag eher nebulös verwendeten Begriff „Trauma" verdrängt. Dann heißt es: „Sie ist traumatisiert." Und so bin ich froh, dass ich mich für eine seit Anfang 2007 neu erscheinende Zeitschrift engagieren darf, die mit dem Namen „Trauma und Gewalt" versucht, zentrale Begriffe einander anzunähern. Nicht jede Gewalt ist ein Trauma, nicht jedes Trauma führt zu einer Posttraumatischen Belastungsstörung, und nur diese macht die Folgeprobleme, die wir kennen: seelische Störungen, körperliche Erkrankungen etc. Doch die Mehrzahl der Posttraumatischen Belastungsstörungen entsteht durch Gewalt.

Der Gewalttätige ist der physisch oder militärisch Stärkere. Weshalb übt er die Gewalt dann aus? Weil er selbst als Kind die gleiche Gewalt erlitten hat? Das ist eine beliebte Erklärung, aber sie greift viel zu kurz. Natürlich gibt es Männer und Frauen, die geschlagen wurden und später ihre Kinder schlagen. Doch nur etwa ein Drittel derjenigen, die zum Beispiel Kinder vergewaltigen, haben selbst als Kind sexuelle Gewalt erlitten. Warum tun sie es dann? Die Antwort ist so einfach, dass sie fassungslose Ablehnung erntet, wo immer wir, die wir die statistischen Daten kennen, sie äußern: „Weil sie es können und weil es ihr ‚Kick' ist." Nach entsprechenden Vorträgen höre ich, ebenso wie viele KollegInnen, die wir aberhunderte von Studien zusammen zitieren können, aus dem Publikum stets: „Das glaube ich nicht. Es muss doch so sein, dass derjenige, der Gewalt ausübt, dies gelernt hat, und zwar, weil er selbst durch Gewalt traumatisiert wurde. Es kommt doch niemand von allein auf die Idee!" Geduldig versuche ich dann, Teile der Äußerung zu bestätigen: Ja, es stimmt, es ist gelerntes Verhalten. Und es stimmt auch, dass nicht alle Menschen ganz von allein auf die Idee kommen, andere zu quälen.

Doch Gewalt ausüben zu können, einfach weil man es kann, ist schon für viele, vielleicht sogar die meisten Menschen attraktiv. Den anderen niederzuringen, unten zu halten, und wenn er sich rührt, noch einmal zu ducken – das ist unter Menschen so natürlich, wie wir es auch bei Tieren sehen. Und es gibt viele Menschen, die nicht oder nicht ausreichend lernen, was in einer zivilen, demokratischen Gesellschaft als Tugenden gilt:

- solidarisch sein;
- Güter miteinander teilen;
- Schwächere beschützen und sie das Tempo des Vorwärtskommens bestimmen lassen;
- Andersartige achten und willkommen heißen;
- von Kindern, Frauen, Fremden, Kranken, Behinderten lernen, wie sie die Welt sehen, und dann
- die eigene Weltsicht infrage stellen.

Was für eine Leistung! So sehr wir uns eine gewaltfreie Kommunikation und derartige Tugenden theoretisch wünschen, so wenig tun wir in unserer Gesellschaft dafür. Wenn wir das auch in die Praxis umsetzen wollten, müssten wir viel mehr investieren in Modelle, wie dies gelehrt und gelernt werden kann, statt zu glauben, das sei schon so oder würde sich natürlicherweise entwickeln.

Umgekehrt gilt: Je weniger eine Gesellschaft (und im Kleinen: je weniger eine Familie) dafür tut, ihren Mitgliedern sorgfältig beizubringen, wie man Kleinere und Schwächere und Andersartige schützt und achtet und von ihnen lernt, desto weniger findet es statt. Und so klafft zwischen dem Grundgesetz Artikel 1 („Alle Menschen sind gleich ... Die Würde des Menschen ist unantastbar" ...) und unserer Realität ein Abgrund. Der droht leider tiefer zu werden, denn in allen westlichen Ländern wird immer weniger in gelehrte Tugenden und in Gewaltprävention investiert. Man überlässt die Familien, die Kinder, die Jugendlichen, die Kranken, Behinderten und anderen „Fremden" ... immer mehr sich selbst und grenzt diejenigen aus, die nicht „funktionieren". Und „funktionieren" heißt vor allem: arbeitsfähig sein, sich selbst ernähren können, Steuern zahlen und dem Staat bzw. den Betrieben nicht zur Last fallen und der Polizei nicht auffallen. „Funktionieren" heißt keineswegs: gewaltfrei und respektvoll mit anderen umgehen.

Wer in dieser Gesellschaft kriminell sein will, ohne je dafür zur Rechenschaft gezogen zu werden, der fährt gut, wenn er sexuelle Gewalt anwendet. Am sichersten ist es, kleine Kinder unter sechs Jahren zu vergewaltigen – dann kommt man praktisch straffrei davon, konstatiert Anna Salter in ihrem Buch „Dunkle Triebe". Salter hat jahrzehntelang über Sexualstraftäter geforscht und bei hunderten von Interviews mit inhaftierten Sexualtätern festgestellt, dass diese in der Regel jahre-, manchmal jahrzehntelang angepasst „funktioniert" haben, während sie gleichzeitig Frauen oder Kinder quälten, und dass sie unterwegs gewisse „Vorlieben" entwickelten. Sie bemerkten, dass sie eher auf Verständnis als auf Sanktionen stießen, wenn sie ihre Wut mal an einem Kind oder einer Frau ausließen. Dann bemerkten sie, was ihnen den besonderen „Kick" gab. Das konnte z.B sein, sich vor Kindern und Frauen zu entblößen und sich an ihrem Schreck zu weiden. Oder eine Frau nicht nur zu schlagen, sondern dabei auch zu vergewaltigen. Oder ein Mädchen. Oder ein kleines Kind. Manche entdeckten, dass es ihnen den besonderen Kick gab, sich das Vertrauen eines Kindes oder einer Frau zu erschleichen und sie dann Schritt für Schritt von sich abhängig zu machen, um sie dann zu Handlungen zu nötigen oder mit Gewalt zu Dingen zu zwingen, die sie freiwillig nie tun würden und die den Phantasien des Täters entsprachen. Manche wurden immer härter, wandten erst ein bisschen, dann immer mehr Gewalt an, bis es ihnen nur noch den Kick gab, ein vielleicht immer kleineres Kind immer elaborierter zu quälen. Es zu foltern. Vielleicht zu töten. Oder es zu zwingen, andere Kinder für Misshandlungen herbeizuholen oder, wenn mehrere Kinder anwesend waren, es zu zwingen, andere für die Quälereien „auszuwählen", vielleicht sogar dabei zu assistieren ... Manche bemerkten, dass es ihnen hinterher besonderen Spaß machte, wenn sie die Fotos oder Videos, die sie von den „Spielen" anfertigten, noch einmal anschauten. Viele Täter merken, dass sie mit ihren jeweiligen „Vorlieben" nicht allein sind, und tauschen Fotos, Videos, Kinder oder Frauen als Opfer untereinander aus. Etliche kommen auf die Idee, ihre perversen sexuellen Phantasien durch Pseudoreligiöses oder Nationalistisches zu überhöhen. Auch dafür gibt es Gruppen, etwa germano-faschistische, oder satanistische, oder logenartige ... Hier wird die Gewalt auch noch überhöht, wird dem Opfer signalisiert, es müsse das alles über sich ergehen lassen, weil es nicht brav genug, nicht gut genug, ja schuldig und schlecht sei. Häufig treffen sich in diesen Kreisen auch sadistische Täter, die dem Kind, dem Mädchen, der Frau und den schwächeren männlichen Teilnehmern signalisieren, sie „hätten noch so viel zu lernen"; sie könnten „aufsteigen, sich veredeln" etc., wenn sie die qualvollen Prozeduren über sich ergehen ließen. Besser noch: Wenn sie sie lächelnd über sich ergehen ließen, ohne zu weinen, ohne Schmerz zu zeigen, ohne sich zu wehren.

Was für ein Leid sich hinter den Begriffen „Kinderpornografie", „Kinderprostitution", „Zwangsprostitution" oder „rituelle Gewalt" verbirgt, können Außenstehende nur ahnen. Für die Opfer ist vor allem eines Alltag: Angst. Todesangst. Diese Angst kann während des gesamten Lebens immer wieder von ihnen Besitz ergreifen. Pauline spricht von der „Angstnatter".

Es ist eine Angst, die für diejenigen, die lange unter solchen Bedingungen leben müssen, sich gelegentlich fast zur Unkenntlichkeit verändert. Kein Kind, kein Mensch kann immerzu Angst haben. Also spaltet man die Angst ab. Und fragt am Ende, wie Pauline in ihrem Gedicht, sobald die „Angstnatter sich wieder zusammengerollt" hat: „Hatte ich etwa Angst?"

Zudem wandelt sich ein Teil der Angst in Wut, und die Wut richtet sich, wenn die Opfer klein oder schwach sind, nicht gegen die Täter, sondern gegen sich selbst. „Ich bin nicht richtig." „Es geschieht mir recht." Ein Teil des Innenlebens identifiziert sich mit dem mächtigen Täter, mit dessen Grausamkeit, Härte, Empathie-Unfähigkeit und Kälte. Dann ist das Selbst des Opfers in Gefahr, eingenommen zu werden von dem Gefühl: Ja, Härte ist gut. Grausamkeit ist großartig. Folter adelt. Am besten kalt sein, das macht stark. Gewalttätige männliche Jugendliche, die sich zuvor gedemütigt und als Underdogs behandelt fühlten, demonstrieren uns das gegenwärtig in allen westlichen Kulturen. In meinen Fortbildungen erkläre ich es meinen KollegInnen so: Es gibt nichts Contra-Phobischeres, als in ein Täterintrojekt zu switchen. Gegen die Angst hilft am besten, innerlich hart, grausam und kalt zu werden und dieses Gefühl nach außen zu bringen, sodass man die Angst nicht mehr spürt.

Trotz dieser Dynamik wird etwa die Hälfte der Opfer aber nicht einfach wieder zum Täter, so verlockend sich das auch manchmal anfühlen mag. Auch hier gibt es geschlechtsspezifische Unterschiede: Jungen und Männer neigen mehr dazu als Mädchen und Frauen, das Erlittene wiederum Schwächeren anzutun. Die eher weibliche Variante besteht darin, das Erlittene dem eigenen Körper wieder anzutun, in Form von Selbstverletzungen und Selbstschädigungen aller Art.

Auch Pauline hat schwer mit sich gekämpft, um die Gewalt nicht (mehr) gegen den eigenen Körper zu richten. Sie war phasenweise, auch nachdem sie der unmittelbaren Gewalt durch die Tätergruppe entkommen war, grausam zu ihrem Körper, den sie hungern ließ. Gleichzeitig war das für ihre noch stark dissoziierende Persönlichkeit ein Mittel, Kontrolle über sich zu bekommen, indem sie Kontrolle über das Essen und das Gewicht ausübte. Und so war sie, wie sie mir erzählte, mehrfach dem Tode durch Verhungern nahe. Dann lernte sie in ihrer Therapie, sich und ihren Körper pfleglich zu behandeln und sich aufzurichten. Sie nahm ausreichend zu, wobei die Liebe ihres Lebensgefährten ihr sehr half, ihren Körper liebevoll anzunehmen. Sie bekam zwei Kinder, die sie – da sie jetzt außerhalb der Reichweite der Täter war – behalten konnte und denen sie ihre mütterliche Liebe, Sicherheit und Schutz schenkte.

Und dann wurde sie unheilbar krank. Es brach eine Krankheit aus, die sehr an einen Teil der erlittenen Gewalt erinnert: an die Folgen von Stromstößen, an das Erleben extremer Schwäche, an Krämpfe, an Bewegungsunfähigkeit, Lähmung; an das Hingeworfensein, Nicht-aufstehen-Können und wenn, dann nur, indem Füße nur ganz vorsichtig und bewusst aufgesetzt werden konnten, während die Beine ihr nicht zu gehorchen schienen. Sie kannte es ja, dass ihr Körper unberechenbar reagierte, nicht unter Kontrolle gebracht werden konnte, so sehr der Verstand das auch verlangte. Von daher wurden ihre Symptome, auch von ihr selbst, lange für Wiedererleben gehalten. Außerdem hielten manche Ärzte sie schlicht für „hysterisch" und/oder reagierten manche Neurologen mit Panik, sie müsse sofort, für lange Zeit stationär behandelt werden. Und wenn sie sich dann Bedenkzeit erbat, drohte man: Wenn sie nicht sofort im Krankenhaus bliebe, würde man sie bei zu erwartender aufsteigender Lähmung (d.h. Erstickungsanfällen) nicht aufnehmen ...

Pauline selbst misstraute sich und ihren Körpersymptomen, und die Indoktrination durch die Täter tat ihr Übriges dazu: „Du lügst nur." „Stell dich nicht so an ..." Erst als sie merkte, dass sie sich endlich doch Hilfe holen wollte, aber es innerlich eine unüberwindliche Sperre gab, die nicht von ihr zu stammen schien, wurde ihr klar: Auf eine gewisse Weise gehorchte sie den Tätern immer noch. Gehorchte ihrer Indoktrination, dem in sie hinein gequälten „Programm". Sie kam zu mir, weil ich eine Spezialistin sei, die etwas von solchen dissoziativen Prozessen verstehe. Nach wenigen Sitzungen „durfte" sie dann zu den ärztlichen Spezialisten, zur neurologischen Diagnostik. Auch dann dauerte es noch, bis es messbare neurologische Befunde gab, und dann noch, bis die Diagnose feststand. Und mit „akute Borna-Infektion" kam plötzlich für sie noch einmal ein seelischer Einbruch: Diese Viren werden durch Tierausscheidungen übertragen. Hatten die Täter und die rituellen Quälereien damit endgültig obsiegt? Hatten „sie“ sie doch noch „gekriegt“?

Damit kam sie wieder zu mir, bat mich, sie weiter zu begleiten, nun mit der „Sinn-Frage“. Wir brauchten eine längere Zeit des Auf und Ab, hunderte von Stunden zwischen Verzweiflung und Zorn, immer schrecklicheren, ja oft unaushaltbaren Schmerzen und gelegentlicher heiterer Gelassenheit, bis sich für sie immer stärker herausstellte: „Nein, nicht ‚die' haben gesiegt. Ich habe gesiegt. Denn ich bin frei.“

In ihren Gedichten beschreibt Pauline einiges über diese Wandlung.

Gedichte von Pauline C. Frei

„Feen-Wünsche“ (etwas von damals, von heute und zum Wünschen)

Mein Leben war nie „normal“, jahrelang Qual und Kämpfe, dann die Krankheit.

Damals:
wurde ich in viel Dunkles, Kaltes und Böses geboren.
Ich war Opfer unbeschreiblicher Taten und
der Körper Objekt und Ziel unzähliger perverser Handlungen.

Freiheit gab es nicht,
mein Geist und meine Seele waren wie gefangen und eingesperrt,
Gedanken geknebelt und gebunden,
Gefühle verloren oder verwirrt.

Programmierungen steuerten mein kreisendes Denken,
ich verlor drei Kinder. – Diese Schmerzen vergehen nie.
Meine Seele zersplitterte in viele Teile
und beinahe verlor ich unterwegs auf dem langen Weg noch mich ...

Heute:
liege ich steif und starr hier im Bett,
bin wieder ausgeliefert, abhängig und unfrei
ich warte und warte und warte ... (auf Hilfe, auf Handgriffe, auf Da-Sein).

Aber mein Körper, mein Geist und meine Seele sind frei.
Meine Gedanken können uneingeschränkt in alle Richtungen fliegen.
Ich kann entscheiden, wohin ich schwebend träume und woran ich mutig denke.
Mit meinen Gefühlen kann ich mich liebevoll von mir lösen und
mich herzlich an alles Helle, Warme, das ich geschenkt bekomme, binden.

Ich gehöre mir,
auch wenn ich wenig allein tun kann,
von schlimmen Schmerzen gepeinigt werde
und mein Sein aufs Minimalste und Banalste reduziert ist.

Doch: Ich bin ich.
Ich kann lieben und werde geliebt.
Wundervoll!!
Das ist unbeschreiblich viel, viel mehr als damals.

Käme aber
überraschend die Fee mit den drei Wünschen vorbei, dann wünschte ich mir
etwas frischen Veilchenduft,
eine Prise wärmenden Sonnenschein und
einfach so zärtliches Verweilen.

(An dieser Stelle liebe ich die Frage: „Kann's auch etwas mehr sein?"
Und ich antworte genüsslich: „Ja, bitte gerne! Für mich und für ALLE")

„Opferrolle“ abgeben

Die Macht,
für immer und ewig hilfloses, ausgeliefertes Opfer zu sein –
wollte ich den Tätern nicht geben.

Ich wusste: Ich will gewinnen.
Das zu erreichen war nicht leicht.

Aber ich habe gewonnen.

Ich bin frei und glücklich.
Auch wenn ich sterben werde.

Was kommt? (nach Qual und Leid)

Ist es normal, vor Entsetzen zu erstarren,
ist es ebenso normal, stunden- oder tagelang zu weinen, und
ist es okay, laut zu schreien?

Es ist vielleicht schützend, Selbstmitleid zu haben,
es ist gut zu trauern,
es ist nachvollziehbar zu hadern und zu zweifeln.

Es ist schmerzhaft zu erkennen,
es ist wichtig zu verarbeiten,
es ist unerlässlich, sich von einigem zu verabschieden.

Es ist hilfreich, immer wieder voll Hoffnung zu sein,
es ist schön, viele Wünsche und bunte Träume zu haben,
es ist befreiend, Pläne zu schmieden.

Es macht Mut, in Hellem und Warmem zu schweben,
ist wundervoll, von Kampf und Pflicht befreit zu werden, und
es tut gut, erneut „kindliches" Vertrauen zu spüren.

Es ist eine Wohltat, die quälenden Warumwiesoweshalb loslassen zu können,
und es ist befreiend, wenn das fordernde „Ich will" nachlässt.

Alles das tun, zulassen, leben und gewinnen ist meine freie Wahl,
meine Selbstbestimmung, meine Lebensaufgabe, mein Sinn und Ziel.

Mein Leben

Mein Leben war lange Zeit qualvoll,
ich weiß, was Gewalt und Folter ist ...

Aber viel, sehr viel wichtiger ist,
dass ich weiß und spüren durfte,
was Liebe, Wärme, Licht und Glück ist.

Leben danach

Es gibt immer ein Leben danach.
Nach allem,
auch nach Gewalt, Folter und nach Krankheit.

Ich bekomme immer was Neues angeboten,
wenn ich es suche,
wenn ich mich darauf einlasse,
wenn ich darum kämpfe,
wenn ich es zulasse,
wenn ich loslasse,
wenn ich das will,
wenn ich daran glaube!

Wärme statt Hass

Lange Zeit war ich voll Hass, Wut und Trauer.
In mir tobten wilde Stürme. Ich kam nicht zur Ruhe.
An Gelassenheit und Freisein war nicht zu denken.

Ich fragte mich:
Ändert sich irgendwas,
wenn ich weiter voll Zorn, Hass und tiefer Trauer bin?
Ist der Alltag eine Spur leichter,
wenn ich diese Verzweiflung täglich nur aushalte?
Bin ich den guten Gefühlen eine Idee näher,
wenn ich so viel Tobendes in mir habe?

Ich versuchte:
Böses und Kaltes, den Hass und die Wut,
alles, was zur Vergangenheit gehörte,
Vergangenheit sein zu lassen.
Und
Gutes und Warmes, Helles und Schönes, alles was ich jetzt erlebe,
im Jetzt zu leben.

Ich spüre:
Wärme statt Hass schenkt mir Frieden.

Liebe heilt

Gewalt zerstört,
Hass vernichtet,
Folter zertrampelt,
Böses zerbricht,
Terror bedroht,
Schmerzen durchdringen,
Macht vereinnahmt ...

Liebe heilt,
Wärme salbt,
Licht strahlt,
Geborgenheit streichelt,
Sicherheit gewinnt,
Wohlwollen tut gut.
Heilung ist Liebe ...

Angstnatter

Wenn ich's schaffe, der Panik, Unruhe und Verzweiflung,
die wie giftige Schlangen in mir schlafen,
einen ruhigen Platz zuzuweisen – dann geht's mir gut.

Wenn aber eine der Nattern in mir erwacht
und beginnt, mich klammernd zu „erobern"
– dann bekomme ich Angst.

Wenn sich Panik in meinen Gedanken breit macht
und das Schlangengift langsam seine Wirkung entfaltet,
sich durch meine Gehirnwindungen schlängelt
und ich keinen klaren Gedanken mehr fassen kann
– dann pulsiert die Angst.

Ich versuche mich zu befreien:
blicke der „Angstnatter" mit dem Mut der Verzweiflung
tief in die Augen,
um ihr zu zeigen:
Ich bin der Herr im Haus.

Wenn dann mein „Gegengift" wirkt,
das Kraft, Mut und Vertrauen heißt,
lässt sich die Schlange langsam wieder zu meinen Füßen fallen,
rollt sich erneut zum Schlaf zusammen,
und die Angst zieht sich nach und nach zurück.

Noch etwas scheu und verkrampft lächelnd
setzte ich den Fuß auf ihren Kopf,
während mein Herz mir noch bis zum Hals schlägt.
Ich weiß und spüre: Ich bin stärker.

Hatte ich etwa Angst?

Teil 3

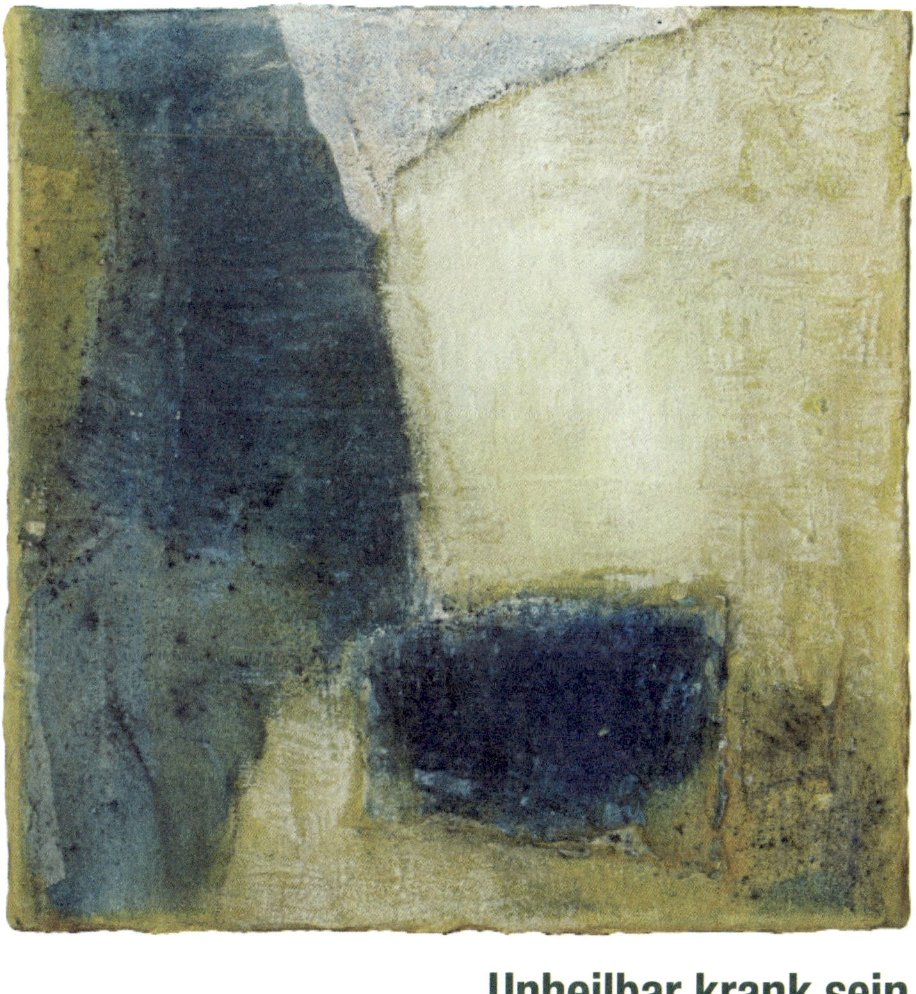

Unheilbar krank sein

Einleitung von Michaela Huber

„Mitten im Leben sind wir vom Tod umfangen", heißt es in einem mittelalterlichen Kirchenlied, das uns an unsere Vergänglichkeit erinnern soll. Und erinnert werden muss, denn in unserer Gesellschaft verdrängen wir das Thema Sterben und Tod, wo immer es geht. „Es gibt tausend Fortbildungen und Kurse ... aber niemand lehrt uns den Umgang mit dem Sterben", schreibt Pauline C. Frei.

Mitten im Leben sein und realisieren: Ich bin krank. Schwerkrank. An dieser Erkrankung werde ich möglicherweise – wahrscheinlich – über kurz oder lang sterben. Welch ein Schock, eine Serie von Schocks, wenn man sich dieser Erkenntnis Schritt für Schritt stellen muss. KollegInnen von mir haben untersucht, dass allein das ein Trauma sein und eine Posttraumatische Belastungsstörung auslösen kann. Denn der Schock ist nicht nur aufseiten des kranken Menschen. Er ist auch nicht nur aufseiten der Angehörigen, etwa in der Sorge, dass Kinder verlassen werden, die den Elternteil für ihr Leben doch noch so brauchen würden. Auch das Medizinsystem reagiert bei todesbedrohlichen Erkrankungen von Patienten einerseits offenbar geschockt, und dann auf wiederum potenziell traumatisierende Art: mit professioneller Hektik bis Brutalität und emotionalen Abspaltungen. Sofort sei dies und jenes zu tun, danach falls dies, dann jenes; falls jenes, dann dies ... Und wehe, wenn man nicht mitmacht, dann sei das Risiko selbst zu tragen ... Das dichotome Denken des „Entweder-oder", lässt allzu oft keinen Spielraum für Zweifel und langsames Vorantasten und Innehalten und verengt damit für die Kranken das Leben noch zusätzlich. Viele Ärzte scheinen nicht fassen zu können, dass ihre Kunst an ihre Grenzen kommen kann, und drängen die Erkrankten häufig zu umfangreichen diagnostischen und therapeutischen Maßnahmen, die helfen können, aber auch nicht selten das restliche Leben der Betroffenen zusätzlich qualvoll machen. Verweigern Patienten (der Begriff entstammt ja dem lateinischen Wort für „geduldig") die eine oder andere vorgeschlagene, ja als unausweichlich dringend dargestellte Maßnahme, erleben sie in der Regel, dass die Ärzte sie geradezu fallen lassen, nach dem Motto: „Dann sind Sie selbst schuld, wenn es Ihnen schlecht geht." PatientInnen fühlen sich dann oft sehr verunsichert, allein gelassen mit ihrem inneren Hin und Her, ihrer Verzweiflung, ihrer Hoffnung, ihrer Lähmung, ihrer Trauer, ihrer Wut – ihrer Not.

In den gut vier Jahren, in denen ich Pauline begleitet habe, ist es häufig geschehen, dass Ärzte sich ihr gegenüber so verhalten haben. Es war eher die Regel, und glücklicherweise gab es hin und wieder einen freundlichen Arzt, der versucht hat, Pauline als eine ernst zu nehmende Partnerin im Umgang mit ihrer eigenen Erkrankung zu betrachten; dazu gehört ihr junger Hausarzt.

Nicht nur die Betroffenen selbst müssen mit der Wahrheit einer Todesnähe umgehen lernen – auch ihr Umfeld muss das. Partner, Kinder, Freunde, UnterstützerInnen, TherapeutInnen: Sie alle müssen sich in der Folgezeit darauf einstellen, einen Menschen zu begleiten, der früher oder später – wann, weiß man vorher nie – sterben wird. Müssen sich auseinandersetzen damit, dass da eine Person ist, die auch ganz normale alltägliche Wünsche hat, die z.B. den Urlaub im nächsten Jahr planen will oder sich etwas Schönes, Teures, Wertbeständiges kaufen möchte – und dann immer wieder und immer wieder neu darauf zurückgeworfen wird: „Moment mal – die Leute hier werden weiterleben; ich werde sterben. Bald. Vielleicht werde ich in den Sommerferien im nächsten Jahr schon nicht mehr mit in den Urlaub fahren können. Und wozu sollte ich auf Wertbeständigkeit achten, wenn ich bald tot bin?“ Nicht nur hier lauern auf allen Seiten Gefahren für Missverständnisse und Verletzungen aller Art.

Wie geht man um mit einer Person, die todkrank ist, die normal sein will und es doch braucht, dass auf sie in besonderer Weise Rücksicht genommen wird, ohne sie „in Watte zu packen“, ohne sie lediglich als „die Frau mit der schlimmen Erkrankung“ zu betrachten? So, wie Pauline es in ihrem Vorwort als etwas beschrieben hat, das sie ganz bestimmt nicht wollte?

Pauline hat erst einmal selbst mit sich gekämpft. Nach der Diagnose kam die Kaskade an Gefühlen: Angst, Panik, Verzweiflung und dann „Sterben-Wollen – sofort“, wie sie es in ihrem Gedicht „Als ich krank wurde“ beschreibt. Bis heute gibt es Tage, an denen das Grauen sie überkommt, Schmerzwellen sie überspülen – ohne Ende. Und dann ist gerade niemand da, der sie halten, ihr körperlichen Schutz und Nähe geben kann in ihrer Qual. In einer dieser Situationen diktierte sie die Zeilen:

Du bist, was du fühlst,
du fühlst, wie du bist.

Du suchst nach der Hand, die dich hält,
du hoffst auf die Hilfe, die dich führt.

Du gehst allein.

Diese Wahrheit lässt sich nicht leugnen: Sie geht. Wir bleiben. Nirgendwo ist man so allein wie mitten im rasenden Schmerz. Paulines Muskeln sind durch die extreme Spastik so überdehnt, dass auch die Knochen – etwa die der Wirbelsäule – verdreht werden. Die Muskeln werden teilweise dunkelblau von Einblutungen, weil durch Überdehnung Muskelfasern reißen. Auch ihre inneren Organe wie Kehlkopf, Lunge, Magen, Darm, ja selbst das Gehirn werden immer wieder von Krämpfen heimgesucht, sodass schier unaushaltbare, durch keinen Medikamentencocktail genug zu dämpfende Schmerzen ihre Lebensqualität auf ein Minimum gedrückt haben.
Es gibt Tage und ganze Wochen von Agonie. Und bei all dem ist dieser Gedichtband entstanden. Es sind wirklich ihre Worte, ihre Sätze. Solange sie konnte,

hat sie sie noch selbst in ihr Notebook geschrieben; später halfen ihre Pflegekraft, ihr Mann und ihre Kinder, die unterwegs junge Männer geworden sind.

Wie hat sie es geschafft, trotz der Krankheit zu „wachsen"? Weil sie ein „Chamäleon" ist, wie sie schreibt, dass sich jeder noch so abstrusen Situation anpassen kann? Das ist sicher nur eine Antwort von vielen. Sicher hatte sie immer eine Fähigkeit, schwierige, ja extrem harte Situationen irgendwie zu überleben. Ihre Fähigkeit zur Schmerztoleranz wird von allen, die sie kennen, einschließlich der Ärzte, als äußerst ungewöhnlich eingeschätzt. Daneben aber hatte sie stets eine andere Fähigkeit, und die hat letztlich Entscheidendes zu ihrer weiteren Persönlichkeitsentwicklung beigetragen: Ihre Fähigkeit nämlich, sich bei allem „Ur-Misstrauen" an andere Menschen zu binden und ebenso verlässlich wie liebevoll mit anderen umzugehen – Liebe zu empfangen und Liebe zu geben. Ganz allmählich konnte sie dann auch zu sich selbst liebevoll sein, mehr und mehr.

Welch ein Wunder, dass ein Mensch, der eine Kindheit voller Gewalt erlebt hat und derzeit eine Krankheit mit ungeheuerlichen Schmerzen durchlebt – dass ein solcher Mensch sich lösen kann, immer wieder, von der erlittenen Qual. Mir ist in der Zeit, die ich sie nun begleiten darf, eines deutlich geworden: Ohne liebevolle, verlässliche Beziehungen zu anderen erwachsenen Menschen wäre das nie gegangen. Verbindung, Halt und Sicherheit nennt sie hierfür als entscheidende Begriffe.

Der Mensch kann sich nicht selbst genügen. Und niemand kann sich ganz allein selbst heilen, auch wenn letztlich Selbstheilung die beste Heilung ist. Pauline beschreibt in einem ihrer Gedichte, dass sie weiß, wie sehr sie ambivalente Signale aussendet: „Komm mir nicht zu nah – komm doch." Und ich habe erlebt, dass es half zu kommen und einfach da zu sein. Unser regelmäßiger, täglicher (in den letzten Jahren ausschließlich telefonischer) Kontakt plus manchmal – eher selten, nur wenn sie darum bat – das für SMS oder Kurztelefonate „empfangsbereite Handy" halfen, ein Beziehungsritual aufzubauen, in dem sie selbst gestalten konnte, wie viel Nähe sie wollte, zulassen konnte, ihr angenehm war, sie ertrug.
Ihre ambivalenten Botschaften und ihr stolzes, kluges, auf die eigene Würde bedachtes Wesen, das mir so gefiel, hatten aber nicht nur positive Wirkungen. Wenn man nämlich nicht „geduldig", also „Patientin" ist, ab und zu aber äußerste Not hat und Hilfe benötigt, kann es für andere psychisch schwierig werden, von der notwendigen Konfrontation mit körperlichem und seelischem Leid und dem herannahenden Tod ganz zu schweigen. Und so haben einige der sie begleitenden Menschen unterwegs „das Handtuch geworfen", was für Pauline manchmal sehr verletzend war, auch wenn sie verstandesmäßig nachvollziehen konnte, dass z.B. der Kontakt zu anstrengend war, wie eine Helferin das ausdrückte, oder dass regelmäßige Besuche neben der normalen alltäglichen Sorge für Freunde und Bekannte manchen kaum möglich erschien. So war ich neben ihrem Mann und den beiden Kindern, der Pflegerin, ein

paar Freunden, die angerufen werden konnten, einer Nachbarin und dem Hausarzt diejenige, die sie mit steter Regelmäßigkeit auf ihrem Weg begleitete.

Und auf die Regelmäßigkeit in der Begleitung kam es an. Schon der Arzt kam eigentlich zu selten, nur wenn er gerufen wurde, und Pauline hat sich viel abverlangt, bevor sie ihn rief. In diesen täglichen Kontakten zu mir, die natürlich nicht bezahlbar waren, was durchaus manchmal ein Thema für sie war, wuchs etwas, das eine sehr besondere Beziehung war und ist. Pauline bekam mit, wann ich unterwegs war, wann ich zu Hause war, wann ich Urlaub machte. Sie bekam mit, wenn ich in Hektik war, wann ich ruhig war, sorgfältig zuhören konnte und wann nicht. Sie bekam mit, dass ich auch vor manchem Angst habe, nie so viele Schmerzen aushalten könnte, und wenn es lange unerträgliche Schmerzen bei ihr gab, ungeduldig und „verkopft" werden konnte, wie sie es nannte. Die „unvermeidliche Verzweiflung" in der Beziehung zu Menschen in Not konnte auch mich erfassen, in der Beziehung zu ihr.

Und ganz allmählich, durch Krisen, Missverständnisse, Verständigungsprobleme hindurch, merkte ich, wie Pauline sich entspannte. Wie sie erst wusste: Die ist nicht bösartig, die tut mir nichts Schlimmes an. Und wie sie dann, nach längerer Zeit, staunend realisierte: Die geht wirklich nicht weg. Die ist vielleicht manchmal kurz angebunden oder weit weg auf Reisen oder versteht etwas falsch, aber sie ist nicht nur liebevoll zugewandt, sie ist auch „da". Sie verlässt mich nicht. Ich weiß nicht mehr genau, wann ich merkte: Jetzt ist es bis in das hinterste Winkelchen ihres Wesens gesickert, jetzt hat alles in ihr – das Starke wie das Schwache, das Kleine wie das Große, das Wütende wie das Traurige, das Bedürftige wie das, das Nähe unerträglich findet – akzeptiert, dass es gut und in Ordnung ist, dass ich da bin.

Lange Zeit ging es immer wieder darum, dass sie das „nicht wiedergutmachen" könne. Und es ist schwer für sie zu akzeptieren, dass ich mindestens so viel gelernt habe wie sie, auch wenn wir natürlich nicht gleich sind. Denn ich bin gesund, und sie ist krank. Ich habe viele Termine und rase manchmal in Hektik durch die Welt, und sie liegt da in ihrem Schlafzimmer, und wenn sie Glück hat, trägt jemand sie auf den Balkon, damit sie ein paar Sonnenstrahlen genießen oder im Schatten in den Garten schauen kann. Am Ende fast jedes Telefonats bedankt sie sich, und seit einiger Zeit sage ich – und sie weiß, dass ich keine falschen Komplimente mache: „Ich danke *Ihnen*." Denn der Prozess, den ich begleiten durfte und darf, hat auch mein Leben verändert. Ich würde es nicht genauso machen wie Pauline, aber ich habe mich mit meinem möglichen Sterben, mit meiner Angst vor dem Tod, mit meiner Erfahrung von Schmerz und Not, auf eine gute Weise auseinandersetzen können. Und vor allem habe ich staunend, nicht nur in den Gedichten, sondern in unzähligen Gesprächen, Paulines Weg begleiten dürfen. Wenn Sie ihre Gedichte lesen, verstehen Sie das vielleicht. Hier also ihre Texte zum Thema „Unheilbar krank sein".

Gedichte von Pauline C. Frei

Als ich krank wurde ...

Als ich krank wurde und spürte,
vieles wird nun anders;
als ich nicht abschätzen konnte,
was mich noch alles erwartet,
bekam ich Angst.

Als die Krankheit fortschritt,
als ich immer eingeschränkter leben musste,
als ich mehr und mehr allein war im täglichen Sein,
machte sich Panik in mir breit.

Als ich immer hilfloser und abhängiger wurde,
als ich nur noch im Rolli und mit Begleitung,
gestützt und getragen aus dem Haus kam,
quälte mich schlimme Verzweiflung.

Als ich nahezu bettlägerig war,
als ich viele Tage und Wochen liegen musste,
als ich mich gedanklich nur noch im Kreis drehte,
suchte ich verzweifelt nach meinem Sinn.

Als alle Qual unerträglich war,
als die Schmerzen, die Starre, die Krämpfe, das körperliche Leid
mich immer fester im Griff hatten,
rief ich laut um Hilfe.
Es blieb still.

Dann wollte ich sterben. Sofort!

Doch ich drehte mich noch einmal um.

War's Angst? Instinkt? Neugierde?
War's Engelshilfe?
Ich weiß es nicht.

Auf dem langen Weg nach der Wende
erwartete mich viel Neues.
Ich entdeckte,
dass Veränderungen mich immer und überall finden,
Lernen und Wachsen niemals aufhören.
So konnte ich langsam wieder ruhiger werden.

Mit der Zeit fand ich in mir die Sicherheit,
dass ich niemals meine innere Freiheit verliere und
dass Gedanken und Gefühle sich nicht einsperren lassen.
Seitdem macht sich friedvolle Ruhe in mir breit.

Heute weiß ich:
Ich entscheide, wie erfüllt und reich meine Leben ist – trotz Krankheit.
Und ich durfte lernen:
Sinn und Ziel finde ich in mir – egal ob krank oder gesund.

Nie mehr will ich dieses Wissen und den Glauben daran verlieren.

Nähe (Was brauche ich?)

Mitleid nützt mir nichts – Liebe hilft!

Trauer leidet mit.
Mut gibt Halt.
Fürsorge erdrückt.
Da-Sein schenkt Kraft.
Distanzlosigkeit verletzt.
Nähe wärmt.

Was will ich?
Komm mir nicht zu nahe.

Was brauche ich?
Komm und halte mich.

Was man nicht lernt ...

Wir leben in einer Zeit,
in der nahezu alles machbar ist,
Weltoffenheit steht ganz oben an
und es scheint keine Tabus mehr zu geben:
andere Kulturen, verschiedenste Vorlieben
– anders sein, alles okay!

Doch Krankheit, Behinderung und Gebrechlichkeit
klammert man immer noch allzu gerne aus.

In unserer Zeit
kann man die unterschiedlichsten Lebensformen wählen,
unzählige Ausbildungen machen, und hat eine große Auswahl an Fortbildungsmöglichkeiten.

Aber man erfährt nicht,
wie man mit chronischer oder schlimmer Krankheit lebt,
und man lernt auch nicht,
Gevatter Tod in die Augen zu schauen
und auf die Schwelle zuzugehen.

Man kann wählen
zwischen Singledasein und Patchworkfamilie,
kann sich geplant für ein Kind, kein Kind, acht Kinder entscheiden.
Man informiert sich
über Waldkindergärten, Walldorfschulen und Hochbegabtenförderung.
Unzählige neue Berufe reizen mit coolem Know-how.
Umschulung, Zusatzkurs, Weiterbildung – alles möglich.

Es wird sachlich,
in erster Linie nach finanziellen Gesichtpunkten,
entschieden,
ob ambulante Pflege, halb legale Hilfe aus Polen oder Leben in der Altersresidenz. Die technischen Daten der Feuerbestattung zieht man sich aus dem Internet.

Doch wer spricht offen und ehrlich
über das Sterben und über den Weg zum Tod?

Es gibt Hobbys, die einem das Leben bereichern,
vom Babyschwimmen bis Demenzvorsorge,
von Bibellehre bis Buddhismus,
von Fußreflexzonenmassage bis zur traditionellen chinesischen Medizin.
Die Kleinen können in der Vorschule Englisch üben
und die Rentner Word und Excel am Computer lernen.

Man kann Synchronschwimmen trainieren
und den rot-schwarzen Gürtel im Aikido ablegen.

Man bucht einen Russischkurs für Anfänger
oder lernt Kochen für besondere Anlässe im Dunkeln.

Es gibt viele Angebote, den eigenen Lebenssinn im Außergewöhnlichen zu finden. Etwa angstfreies Bungee-Jumping aus einem kreisenden Helikopter überm Eismeer. Oder man bemüht sich, die Hemmschwelle vorm FKK beim nackten Reiten zu besiegen.

Es gibt Hilfe in der Not
und Krisenmanagement für jede Situation.
Man lässt sich helfen bei Orgasmusstörungen
oder erfährt, wo's besonders schön ist.
Die werdenden Eltern machen Geburtsvorbereitungskurse,
und man lernt, wie eine Patientenverfügung aussehen muss.

Man kann Selbsthilfegruppen aller Art und jeglicher Initiative beitreten.

Es gibt Therapie für Gewalttäter.
Und die Babyklappe, für die ganz Hilflosen.

Alles ist ganz wichtig.

Aber man lernt nicht, mit Krankheit, Schmerz und Todesnähe zu leben.

Meist ist es schwer,
für dieses Thema offene und mutige Gesprächspartner zu finden.
Es scheint leichter zu sein,
zu ignorieren, zu übersehen, zu bagatellisieren
oder mit Standardsätzen wie: „Das wird schon wieder“ zu beruhigen.
(Wer beruhigt da wen?)

Dem Wunsch, der für alle an erster Stelle steht:
„Hauptsache gesund!“
genügt man auch nicht mehr, wenn's einen erwischt hat.
Über was soll man dann noch reden?

So rennen viele weg,
schweigen
und wollen nichts von Krankheit, Leid oder Tod hören.

Und das, wo doch jeder krank werden kann.
Und alle sterben müssen.

Krank sein – wachsen (Chamäleon)

Oft war ich neidisch auf euch und euer normales Leben.
Auf eure alltägliche Freiheit, Bewegung, Gesundheit.

Einfach ins Auto setzen und los geht's.
Selbstverständlich den nächsten Zug nehmen.
Mit der S-Bahn in die Stadt fahren.
Verabredungen ausmachen und Treffen einhalten.
Alles normal ...

Kaffee trinken und Freunde treffen,
ins Kino gehen, Konzerte besuchen,
schwimmen oder spazieren gehen,
alles so normal ...

Oft im Stress.
Ein Termin jagt den nächsten.
Im Stau stehen.
Zur Bahn hetzen.
Den Zug verpassen.
Ewig diese Hektik.
Immer so viel um die Ohren.
Telefon, Handy, Fax oder E-Mail,
Berufsdruck, Existenzängste, Geldsorgen, Banktermine,
alles ganz normal ...
(Was neide ich euch?)

Anfänglich war in mir Neid, Wut und Trauer.
Dann Rückzug, Abschottung und Schutz.
Auch Hoffnungslosigkeit und Verzweiflung.

Doch schon lange weiß ich:
Ich gehe einen anderen Weg,
und es gibt kein wirkliches Zurück.

Mein Körper ist für all das Normale viel zu schwach,
meine Seele müde, aber zufrieden.

Später spürte ich:
Zulassen, annehmen, sein lassen,
anders werden – Veränderung.
Anders sein – Entwicklung.
Krank sein – Wachsen.

(Ich neide euch nichts, meins ist okay ...
Vielleicht, weil es nicht zu ändern ist?
Es wird das Chamäleon sein, das sich anpasst!)

Wer bin ich? Wie bin ich?

Wie bin ich? Man sagt,
ich trüge meine Krankheit und das Leid
stark und mutig – wie ein sicherer Mensch.

Wie bin ich? Man sagt,
ich spräche über das Leben und die Freiheit
offen und selbstverständlich – als wäre ich Dauergast im prallen Leben.

Wie bin ich? Man sagt,
ich beschriebe die Welt, das Weite und Wundervolle
so erfahren und weit gereist – wie ein selbstsicherer Globetrotter.

Wie bin ich? Man sagt,
ich ginge den Weg der Qualen und Schmerzen
tapfer und stolz – wie eine, die zu gewinnen gewohnt ist.

Bin ich das wirklich? Was man sagt?

Oder bin ich nicht vielmehr das, was ich spüre?

Unruhig und rastlos, gleich einer Maus im Laufrad.
Sehnsüchtig und hilflos, wie ein Vogel im Käfig.
Kämpfend um jeden Atemzug, mit zugeschnürter Kehle,
zerbrochen an den Schmerzen, wie ein zerschellter Krug.
Suchend nach Blumenduft und Amselgezwitscher,
eingesperrt in der engen Zelle.
Dürstend nach liebevoller Wärme und menschlicher Nähe,
vergessen im Raum.
Ängstlich und menschenscheu, schon lange verloren in dunkler Nacht.
Zitternd vor Wut, Angst und Verzweiflung,
verlassen von Gott und der Welt.
Gebunden ans endlose Warten, obwohl der Weg zurück längst blockiert.
Gefesselt an den Traum, der erlöst und befreit.

Todmüde, matt und schläfrig ...

Wie bin ich?
Was man sagt, oder was ich spüre?
Heute so und morgen so?
Bin ich alles zugleich?
Vor den Menschen ein Lügner und vor mir selbst ein Schwächling?

Wie bin ich?
Ich glaube, von allem Etwas.

Schicksal

Sie sagen: „Wenn dich das Schicksal schlägt, ist Gott nah."
Ich weinte, schimpfte, haderte, versuchte zu verhandeln,
doch trotz allen Bittens und Bettelns spürte und hörte ich – nichts.

Sie sagen: „Gott ist da!"
Ich fragte: „Warum schweigst du?"

Sie sagen: „Gott ist im leisen Wehen des Windes."
Aber ich spüre in mir einen heftigen Sturm.

Sie sagen: „Gott ist im Lachen, Reden und Singen."
Doch ich höre im Innern nur schmerzhaftes Schreien.

Sie sagen: „Gott ist in deinem Herzen."
Das tut aber so gottverdammt weh.

Sie sagen: „Gott ist in deiner Seele."
Da ist es tief und leer.

Sie sagen: „Gott ist da."
Ich frage ihn: „Warum vergisst du mich?"
Vielleicht bist du in der Stille des Schweigens?
Vielleicht in der Finsternis der Nacht?

Ich lege mich in dies Dunkel
wie in den Schatten eines Baumes in der Wüste.
Und werde ruhig.

Trost

Oft fühle ich mich gefangen
in ausweglosen Situationen.

Der Körper plagt sich mit furchtbaren Schmerzen,
im Kopf kreisen die ewig selben, finsteren Gedanken.
Unerträgliche Lebenszeit.

Wie tröstlich zu wissen:
Alles ist im Fluss.
Rettend ist zu spüren:
Nichts krallt sich auf ewig in mir fest.
Veränderbare Lebenszeit.

Teil 4

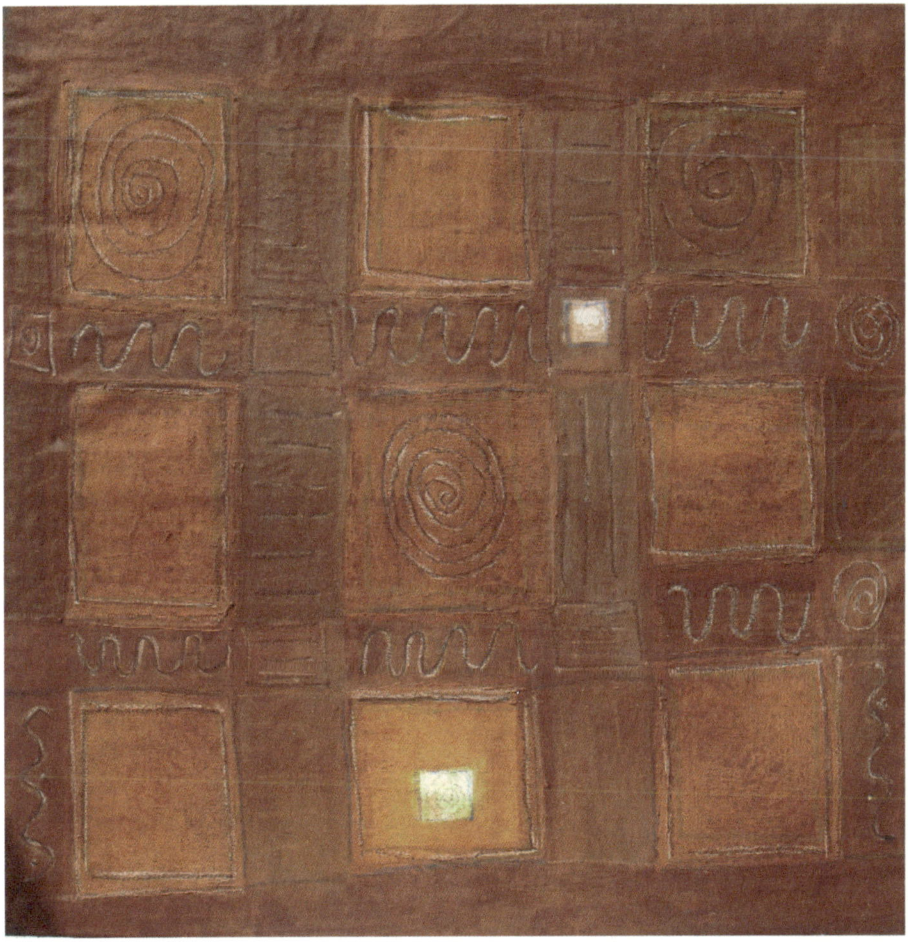

Alltag

Einleitung von Michaela Huber

„Viele Menschen meckern über die schlechten Verhältnisse; aber Meckern ist noch lange nicht Kritik." Seit der Philosoph Leo Kofler Anfang der 1980er-Jahre diesen Satz zu mir in einem Interview sagte, denke ich darüber nach: Kritik braucht mehr als nur Unzufriedenheit. Es braucht die Analyse dessen, was ist. Und man muss erst einmal in der Lage sein, fundierte Kritik üben zu können. Kritik setzt Unabhängigkeit im Denken voraus und Kriterien, nach denen beurteilt wird. Kritik erfordert ein Ich und ein Gegenüber.

Pauline kann sehr genau Kritik üben an den Verhältnissen, und zwar, weil sie selbst jemand geworden ist, die sich auch kritisch betrachten kann. Sie „ist jemand", und aus dieser Position heraus kann sie, mal amüsiert, mal bitter, anschauen, wie Menschen mit ihr und ihrer Erkrankung umgehen. Sie spürt, wie ihre Kinder, die sie nicht „Mama" und nicht „Mami", sondern halb ironisch, aber sehr liebevoll, „Mamay" nennen, sich darum bemühen, sich auf sie und ihre besonderen Lebensbedingungen einzustellen. Beeindruckt war ich zum Beispiel, als der Ältere bei seiner Konfirmation ausdrücklich wünschte, seine Mutter – damals schon im Rollstuhl, mit sichtbarer Spastik – möge bitte bei seiner Feier dabei sein. Oder als der Jüngere bei einem Dorffest ausdrücklich seine Mutter durchs Dorf schieben wollte. Pauline lässt ihre Kinder aber auch Kinder sein und bemüht sich sehr, sie nicht zu sehr zu beanspruchen. Wie glücklich war sie, als der Jüngere einen Preis bekam für besonders gute Leistungen – und ihn ihr „widmete". Aber auch ohne die Widmung wäre sie glücklich und froh für ihn gewesen. Die beiden Jungs sind so normal, wie Jungs in dem Alter eben sind. Vielleicht manchmal etwas ernsthafter. So lernten sie in den letzten Jahren, sich mit den Themen Krankheit, Sterben, Tod und Jenseits auseinanderzusetzen, und zwar nicht nur abstrakt. Und so schwanken sie zwischen schnodderiger „Normalität" und sicher auch oft weggedrückter Angst um ihre Mutter, die in Todeskampf-Situationen schon einmal in helle Panik umschlagen kann – und dann wieder in ruhigere Besorgtheit übergeht. Pauline fordert ihre Kinder auch als Mutter heraus. Sie ist nach wie vor mütterliche Autorität, wird auch bei schwierigen Hausaufgaben befragt und sagt, wann wer bitte wieder zu Hause sein soll. Manchmal ist es ihr fast zu viel, aber insgesamt liebt sie es so.

Paulines Mann ist ein „Schaffer", ein fleißiger, geradliniger Familienmensch. Und er steht auf eine so beeindruckend klare und liebevolle Weise zu seiner Frau, wie man es sich nur wünschen kann. Doch auch er musste mit dem Thema Sterben erst ganz allmählich vertrauter werden.

Die Kritik Paulines gilt weniger ihren „drei Männern“, sondern der Umgebung, die auf eine teils hilflose, teils ignorante, teils überstülpende Weise reagiert. Sie kann ganz genau erkennen, was den Menschen fehlt, die sich davonstehlen oder in Schnodderigkeit flüchten. Manche haben offenbar Angst, sich bei einer Todkranken „anzustecken“, wenn sie mit ihr Kontakt haben; natürlich ist das eine psychische Ansteckung, die sie fürchten, aber Vermeidung löst sie dennoch aus.

Andere glauben, mit Patentrezepten oder wohlfeilen Sprüchen sich vor einer Begegnung mit Pauline und dem Thema drücken zu können. Pauline beobachtet genau, und sie erkennt, woran es hapert. Erstaunlich ist, wie oft sie die Unbeholfenheit und die Fluchttendenzen in ihrer Umgebung durchaus humorvoll beschreiben kann, aber auch gerührt ist, wenn sich jemand wirklich bemüht, „da“ zu sein. Ihre Kritik ist ohne Gnade, aber nicht ohne Vergebung, zu menschlich sind die Schwächen, die sie da bemerkt.

Gedichte von Pauline C. Frei

Der Rolli

Wie ich den Rolli hasse,
die Perspektive darin, maximal Brusthöhe,
das Hochschauen-Müssen und
dabei als bemitleidenswert beäugt werden.
Und ständig die heuchlerische Frage: Geht's?
Mein Sohn meint: Egal, hör nicht hin, ich bin bei dir, Mamay.

Er reißt sich darum, mich schieben zu dürfen,
ohne Rücksicht, wie lang oder steil der Weg ist.
Egal, Hauptsache du bist dabei, Mamay.

So schnauft er am fast höchsten Punkt des Berges
röchelnd mit seinem Asthma mir ins Genick.
Ich kann's kaum ertragen und fühle mich mies.
Egal, geht schon, du bist wichtig, Mamay.

Und wieder die Blicke der Menschen:
Die arme Frau, das arme Kind: Geht's?
Egal, lass sie reden und schauen, du bist bei uns, Mamay.

Jeder will helfen

Jeder will helfen, wenn du wie abgestellt herumstehst – im Rollstuhl.

Heuchler:
„Tut mir leid, ich hab's im Kreuz."
Und geht weiter.

Besserwisser:
„Da müssen Sie sich beschweren, so eine hohe Stufe!"
Und läuft weiter.

Samariter:
„Kann ich jemanden rufen?"
Und schaut suchend nach allen Seiten.

Blindfuchs:
„Oh Verzeihung, ich hab Sie gar nicht gesehen."
Und stolpert übers Vorderrad.

Macht nichts,
ich warte nur!

Hören und Spüren

Ich höre die Kinder auf der Straße,
sie spielen, sie rennen, sie streiten, sie lachen ...

Mal sind sie da, mal dort, mal vor, mal hinterm Haus,
ganz schnell und spritzig, wie das junge Glück.

Mir ist, als sehe, höre und spüre ich die Kinder in mir,
sie sind so lebendig. Junges Glück.

Ich fühle ihr Quirligkeit
in meinem starren Körper.
Vor allem spüre ich sie hüpfend
in meinem Herzen
und leicht
in meiner Seele.

Mittendrin – „Mensch sein“

Ich sitze gestylt und schick angezogen mit meinem Rolli in einem Straßencafé,
sehe die Menschen, rieche den Alltag, lausche der Normalität.
Ich schlürfe genüsslich mit meinem Mann einen schaumigen Kakao
und freue mich, unter Menschen zu sein.
Ich gehöre dazu, ich spüre das pulsierende Leben.
Mittendrin sein: „Mensch sein“.

Allein – „Mensch sein“

Ich liege nachts steif und starr, gelagert und gepolstert in meinem Bett,
Gedanken kreisen in mir, das Herz poltert unruhig.
Ängstlich versuche ich, alle finsteren Gedanken zu vertreiben
und Loslassen zu üben.
Bin so hilflos und fühle mich allein,
obwohl mein Mann neben mir liegt und schnarcht.
Weglaufen unmöglich, noch nicht mal reden,
noch nicht mal Sich-Umdrehen geht.
Alleinsein aushalten: „Mensch sein“.

Brauchst du etwas?

Es ist Leben im Haus,
Türenknallen, lautes Rufen,
Trepp auf, Trepp ab, im Wettlauf,
„Die Ärzte“ dröhnen aus der Stereoanlage,
die E-Gitarre lässt Wände erzittern,
an der Tür klingelt's schon wieder,
und das Telefon schrillt zum fünften Mal:
Die Jungs sind in ihrem „Alltag“.

Mamay, welche Jacke soll ich anziehen?
Wo sind meine Sportsachen?
Hausaufgaben habe ich gemacht.
Hast du mein Handy gesehen?
Wann müssen wir wieder da sein?
Was gibt's zu essen?
Kann ich die Wäsche später machen?
Wir bringen die Einkäufe von unterwegs mit, okay?

Nach und nach wird's ruhiger.
Alle Geräte sind abgestellt.
Alles gefunden und gepackt ...
Zwei gestylte Teens schleichen in mein Zimmer.
Sie drücken mir feuchte Küsse auf die Backe
und flüstern: „ Sorry, aber jetzt wird's wieder ruhiger.“
„Brauchst du noch etwas? Wir gehen jetzt.“
(Mit dem Wissen: Ich habe viel Glück! schlafe ich ein)

Wasch-Wunsch-Traum Nr. 1

Ich träumte
vom Duschen unter einem warmen, prasselnden Wasserfall
und vom sanften Trocknen der Haut an Sonne und Wind.
Kein Rubbeln und Reiben mit rauen Tüchern,
kein Windeln und Lagern.

Ich träumte
vom Liegen in weichem Sand, von Meerwasser umspült;
mein Körper wird sanft gereinigt und zärtlich gewogen.
Kein zu heißes oder zu kaltes Wasser,
keine brennende Seife im Gesicht.

Ich träumte
von der Leichtigkeit des Lebens,
der wundervollen Kraft der Freiheit.
Ich lasse mich fallen und schwebe.

Ich träumte
ich bin.

Wasch-Wunsch-Traum Nr. 2

Ich träumte,
die kräftige Pflegerin, die mich täglich versorgt,
steht nackt, mit Hängebusen und Zellulitis an Bauch und Po, vor mir.
Wir schauen in den Spiegel, der uns unverblümt die Realität zeigt,
schmunzeln uns an, keine braucht sich zu schämen.
„Nackte Tatsachen verbinden."

Ich träumte,
der grimmige Pfleger, der im Urlaub kommt,
erzählt diesmal einen Witz nach dem andern,
wir lachen, bis uns die Bäuche weh tun.
Dann erzählt er von seinem Kummer.

„Lachen öffnet Türen."

Wasch-Wunsch-Traum Nr. 3

Ich träumte,
ich bin gesund und muss nicht gewaschen werden.

Glaube, Liebe, Hoffnung

Mein kleiner Sohn genießt es, abends mit mir zu kuscheln
– ich auch.
Wir erzählen uns unsere Lieblingsgeschichten:
die mit dem Picknick auf der Blumenwiese ...,
die vom Spaziergang am Strand ...,
die mit der Radtour um den See ...
oder die, wo wir ein Wettrennen machen ...

Er gibt mir einen Kuss und sagt Gute Nacht:
„Ich träume neue Geschichten, sicher wird's dann gut."

Ich frage mich: Soll ich ihm sagen, nichts wird gut,
sicher nicht so, wie in unseren Traumgeschichten?

Er kommt zurück, steckt den Kopf durch die Tür:
„Ich bete gleich noch für dich."

Ich sag's ihm nicht,
sondern pflege in mir und ihm:

Glaube, Liebe, Hoffnung.

Nicht käuflich

Mein 15-jähriger Sohn ist sehr rücksichtsvoll, umsichtig und hilfsbereit.
Er tut so viel und denkt an alles ...

Oft fühle ich mich dabei beinahe schlecht,
so oft beanspruche ich seine Hilfe, so oft brauche ich ihn.
Dazu meint er kurz, aber mit viel Herz: „Passt schon."

Manchmal möchte ich ihm eine Freude bereiten.
Komme aber nicht weg, um etwas zu besorgen, drehe mich so viel um mich.
Mir ist, als kenne ich kaum mehr seine Wünsche –
Er sagt: „Es ist okay, mir geht's gut."

Wieder brauche ich seine Hilfe, wieder muss er bei mir bleiben,
anstatt zur Bandprobe zu gehen oder mit Freunden zu chillen.
„Womit kann ich dir eine Freude machen?",
frage ich ihn mit schlechtem Gewissen.
„Wünsch dir was!"

„Mamay" (so nennt er mich liebevoll), „es ist okay.
Außerdem bin ich nicht käuflich."

Und umarmt mich!

Besuch

Ich erwarte Besuch:

Liege starr, wie aufgebahrt, auf der Couch,
gelagert mit Kissen im Rücken, unter den Beinen, den Armen
und dem Kopf.

Mein Haar ist fettig, der Herpes in voller Blüte,
das T-Shirt leider im letzten Moment verkleckert,
die Brille sitzt in Seitenlage krumm im Gesicht.

Der Kaffee wird mir in der Schnabeltasse gereicht,
die Kekse direkt in den Mund gesteckt.

Hinter mir steht der Rolli, Infusionsständer und ein Nachtstuhl,
auf dem Beistelltisch liegen Moltontücher, ein Latz und Windeln für
Unfälle.

Mein Besuch steht da, so adrett und hübsch mit schönen, bunten Blumen.

Nach einem Redeschwall, über's Wetter, die Kinder, die Schule ...,
der laut aus ihr heraussprudelt,

wird's still.

Sie weiß nicht wohin, mit sich, ihren Blicken und dem Geschenk.

Unsicher: „Schön habt ihr's, so hell und gemütlich."
Scheu: „Siehst gut aus."

Ich weiß nicht, was die Menschen sehen.
Sei's drum: Setz dich einfach und sei da ...

Vorsichtig: „Wie geht's dir?"

Ein Anfang ...

Beim Kaffeeklatsch (mit lauter Muttis)

Jeden Tag diese Kocherei, nie weiß man, was es sein soll.
Mal passt es dem einen, mal dem anderen nicht.
Oh jemine!

Dann die chaotischen Nachmittage.
Zuerst das Gemecker bei den Hausaufgaben,
dann mindesten dreimal telefonieren.
Die Fahrerei zu Freunden, zum Sport und zuletzt in die Musikschule.
Ich komme mir vor wie ein Taxi.
Oh je.

Ich bekomme ein schlechtes Gewissen:
Bei uns gibt's oft Dosengerichte oder kalte Küche.
Wer soll auch jeden Tag einkaufen, kochen?
Und meine Söhne fahren mit dem Fahrrad oder der S-Bahn.
Nur ich muss herumgekarrt werden.
Oh.

Aber: Abends sitzen wir zusammen, beim kalten Essen,
jeder war allein bei seinen Terminen.
Sie erzählen, ich höre zu.
Wir reden und lachen.
Oh ja, wie ich das liebe.

Ignoranz

Ich sitze in meinem Rolli, sicher und gut gepolstert, am Waldrand.
Ein bunter Sommerhut schmückt mich.
Fühle mich hübsch und frei.

Mein Mann döst neben mir auf der Bank,
immer wieder fällt ihm sein Kopf leicht ins Genick.

Ich werde im Sitzen steif und steifer, müsste neu gelagert werden,
will aber weder den Schlaf noch das Spiel der Jungs stören.

Langjährige Nachbarn kommen den Waldweg hoch, eine ganze Weile nicht besucht. Sie ist um die Hüften etwas breiter geworden, er ist drahtig wie immer.

Mit schnellem Schritt und Blick in die Weite laufen sie an uns vorbei.

Mein Sohn ruft ganz unbeschwert: „Hallo."
Schon sind sie ums Eck ...

Doch wie sollten sie mich auch erkennen?
Mit dem Rolli unterm Arsch und dem flotten Hut auf der Fast-Glatze.

Mein Sohn fragt: „Warum sagen die nichts?"

Ignoranz und Unsicherheit zu erklären ist schwer.

Auf dem Land

Wir leben auf dem Land.
Hier ist es ruhig, hier hat es gute Luft und nette Menschen.

Wünsche ich mir spontan einen Gesprächspartner, kann ich wählen:
zwischen dem durchschnittlich 62-jährigen Besuchsdienst,
die mir Psalmen und Bibelsprüche anbieten,
den rotbäckigen Landfrauen,
die mir Großmutter-Naturrezepte ans Herz legen,
oder mancher biederen Nachbarsfamilie,
die mit wenig Feingefühl besticht.

Es ist ruhig hier, hat viel gute Luft und nette Menschen.
Manchmal ist aber ruhig, gut und nett zu wenig.

Distanzlosigkeit

Die Mutter eines Freundes meines Sohnes ist überhilfsbereit,
sie hat immer gut Tipps für mich parat:

Ein Pflegebett kannst du dir verschreiben lassen, die bringen es sogar,
das passt zwar nicht ins Schlafzimmer, aber da muss es ja auch nicht mehr sein.

Lass dir doch lieber Windeln anziehen, dann musst du nicht so oft aufs Klo.
Schneid alte T-Shirts hinten auf, dann hast du weiche Flügelhemden,
das ist für alle leichter.

Die Krankenkommunion kann man auch daheim bekommen,
manchmal machen die das in einem Abwasch mit der Salbung.

Sie meint es nur gut,
aber Distanzlosigkeit tut weh.

Rosarote Brille

Kann ich die rosarote Brille haben, durch die du schaust?

Du bist so geduldig,
du bist nie im Stress,
die Kinder sind fröhlich,
der Mann immer hilfsbereit,
ihr lacht so viel.

Wie macht ihr das?

Kann ich deine rosarote Brille haben?
Dein Leben muss so schön sein.

(Ob sie weiß, dass ich viel Hilfe brauche und manchmal ganz schön am Ende bin?)

„Normal“

Meine Söhne, mein Mann, wir leben scheinbar „normal“.
Vieles scheint aber nur so:

… Einkaufen, Vorlesen, Schreiben, Umbetten, Waschen, Füttern, kleine Pflege, Notfall-Hilfe rufen. Der Notarzt kommt, die Pfleger rennen, verbreiten Panik, schnell handeln, helfen, entscheiden, „retten“. Sie hinterlassen meist eine Menge Müll und eine komatöse Mutter. Die noch lebt.
„Gott sei Dank …“
Das alles mitzuerleben ist schlimm und nicht „normal“.

Auch Angst zu haben gehört zur „Normalität“ meiner Kinder.

Der „Kleine“ kommt laut rufend: „Hallo Mamay, bin da, geht's dir gut?“ ins Haus.
Und der „Große“ betritt schleichend, ganz vorsichtig das Zimmer.
Bei beiden spüre ich tief Erleichterung, wenn sie sehen, alles ist „normal“.

Was ist schon „normal?“

Jetzt und Heute

Immer wieder höre ich:
„Ich denk ganz oft an dich!
Aber leider ist so viel los, ständig Termine, ewig der Stress …“

An mich denken könnt ihr, wenn ich dann gestorben bin.

Bei mir sein – Jetzt.
Mit mir leben – Heute.

Mensch sein (aktiv sein)

Ich liege auf dem Rücken, kann mich kaum drehen noch wenden,
wie ein Marienkäfer, der in Rückenlage nicht mehr zum Fliegen kommt,
doch mit meinen Gedanken kann ich fliegen, wohin und so weit ich möchte,
Freiheit genießen.

Meine Gliedmaßen sind steif und starr, krampfend und voller Schmerzen,
wie bei einem überfahrenen Vierbeiner, der nicht mal mehr krabbeln kann.
Und doch kann ich leicht und grenzenlos mit meinen Gefühlen wandern,
Liebe spüren und geben.

Das Atmen fällt mir schwer, Sprechen und Schlucken ist manchmal kaum möglich, wie bei einer Schlange, die an einem großen Brocken zu ersticken droht, doch ich kann immer noch mit meinem Seelenherz bei euch sein und leuchtende Augen sprühen lassen.

Mensch sein ist mehr als Bewegen und Sprechen.
Aktiv sein ist mehr als Aktivsein.

Plaudern aus dem „Nähkästchen"

Meine Söhne müssen mir viel helfen.
Das heißt manchmal: „Mutterpflichten" statt Fußball spielen oder „Nachtwache" statt Party.
Alles meist okay!
(Man bedenke, das geht nun schon einige Jahre so.)

Trotzdem sind sie so „normal" – welch eine Entlastung für mich.

Ich hatte immer große Angst vor einem Haus mit nur Flüstern und wenig Lachen, das wollte ich für keinen von uns.

Nähkästchengeschichten:

- Neulich, bei der Geburtstagsparty der 14-jährigen Horde: Tolle Stimmung; irgendwann waren die neuesten Blondinenwitze dran. Mein Sohn: „Gut, keine Blondine da, auch meine Mutter nicht, die ist im Bett. Dann kann's losgehen!"
- Beim Einteilen der Hilfe am Wochenende meint der „Kleine": „Sorry, Mamay. Toll, dass es dich gibt, aber wegen dir haben wir nie ‚sturmfrei', immer ist jemand zu Hause."
- Manchmal, wenn sonst niemand erreichbar ist, müssen sie mir beim Waschen helfen. Neulich meinte der „Große" ganz nüchtern: „Anatomielehre an der alten Frau, mal was anderes.".
- Aber auch gute und tiefe Gespräche haben wir in der engen Phase. Zeit, über Gefühle zu sprechen, zum Beispiel beim abendlichen Kuscheln oder beim „Füttern", da gibt es keine Flucht zum nächsten Termin.
- Phil meint: „Ich glaube, meine Kumpel erzählen ihren Müttern nicht so viel. Aber die haben erstens auch nicht so viel Zeit miteinander – da ist man sich ganz schön nah –, zweitens wissen die nicht, wie das mit Krankheit ist und was Abschied heißt. Wie schnell kann's zu spät sein."
- Und dann, beim nächsten Mal, die Grenzziehung: „Mutter, du darfst zwar viel wissen, aber jeder hat doch eine Intimsphäre!"

- Jan sagte: „Weißt du, Mamay, was gut daran ist, dass du hier liegst? Die anderen erzählen immer von Hausarrest oder Fernsehverbot, das gibt es bei uns nie. Gut, dass du nicht alles siehst und dich nicht aufregen darfst."
- Phil stottert rum: „Ich liebe dich und tue alles, aber sorry, heute ist der Vatter dran, meine Freunde warten und ich will noch duschen."
  (Da wartet wohl eher eine Freundin, aber das ist auch okay, denn wer will schon mit den Gerüchen und Bildern seiner lahmen Mutter zur Freundin gehen.)
- Jan rastet schon mal aus. Er tobte, weil er zur Gartenarbeit eingeteilt war: „Du hast es gut, liegst nur hier rum im Kühlen, lässt dich bedienen, und wir müssen in der Hitze schuften." Nach zehn Minuten kam er mit einem Strauß Wiesenblumen. „War nicht bös gemeint." Und ich sage ihm: „Ja, du hast recht, das Leben ist manchmal unfair, auch zu dir."

Zugegeben: Manchmal „piekst" das eine oder andere,
und ich habe Angst vor der Last, die ich ihnen auflade,
das drückt mich schon schwer.
Aber es ist gut, dass sie viel von sich zeigen,
dass sie offen reden und dass sie ihre Grenzen ziehen.
Das beruhigt etwas mein schlechtes Gewissen
und meine Angst vorm „Sterbehaus" (irgendwann).

Ja, das Leben ist nicht immer fair.
Doch fair ist das Angebot, das uns das Leben macht.

Teil 5

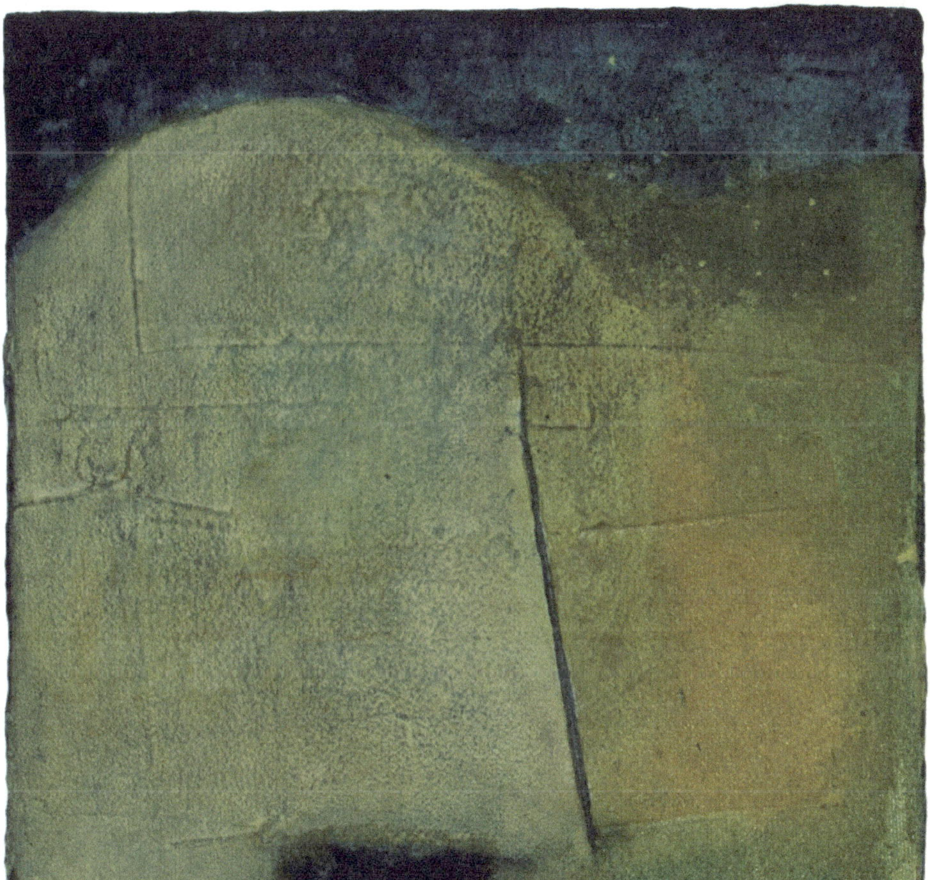

Schlaf, Reise, Engel

Einleitung von Michaela Huber

Die Erde hat sich wieder ein Stück gedreht,
der Mond steht höher!
Wie lang darf ich mich noch mitdrehen?
Wie lang noch als Zuschauer
und ab und an als Komparsin
das herrliche Lebens-Schau-Spiel genießen?

Pauline C. Frei hat mit diesen Zeilen aus „Schlaflos" das Motto dieses Abschnitts ihrer Gedichte vorgegeben. Wer lange und besonders wer schwer krank ist (und/oder traumatisiert, denn viele traumatisierte Menschen empfinden es ähnlich), erlebt sich als manchmal ohnmächtiger Zuschauer der Lebensereignisse; ist „außen vor", gehört nicht dazu. Dennoch möchte man das Schöne des Lebens genießen, dabei sein, und die Natur ermöglicht eine solches Teilnehmen auch, wo menschliche Gemeinschaft sich schwerer tut, einen „ausgesonderten", weil kranken Menschen zu beherbergen.

Die Erde dreht sich, der Mond zieht hinterm Fenster vorbei ... Leider kann Pauline nicht die Gezeiten spüren, Ebbe und Flut, kann auch nicht das Wasser sehen, das ihr doch so viel bedeutet. Nur wenn Mann und Kinder Ferien haben, können sie einen großen Wagen mieten und sie im Sommer mitnehmen an einen großen See. Liegend wird sie zweimal transportiert, und jedes Mal weiß sie nicht, ob sie ankommt, ob sie wieder nach Hause zurückkehren wird – aber sie will das Wasser sehen. Übers Wasser davonfliegen, getragen und begleitet von den Engeln, die sie mitnehmen in die unendliche Weite einer anderen Dimension – danach sehnt sie sich.

Lange steht das Fürchten vor dem, was noch alles kommen mag, im Vordergrund, und erst im Laufe zahlreicher Gespräche entwickelt Pauline ein Gespür dafür – später auch eine Erfahrung davon –, dass Sterben nur der Übergang in eine andere Dimension ist und dass sie „dort" freundlich erwartet und in Empfang genommen werden wird.

Häufig haben mich Menschen gefragt, die mitbekommen haben, dass ich über eine sehr lange Zeit täglich mit Pauline Kontakt hatte (was ja sehr ungewöhnlich ist für eine Therapeutin), wieso ich das tue. Eigentlich hatte ich dafür gar keine Zeit, und sicher werde ich das so schnell nicht mit jemand anderem wiederholen, von Familienmitgliedern mal abgesehen.
Warum also? Zum einen, so antworte ich auf diese Fragen, konnte ich anfangs nicht anders. Menschen hatten mir sozusagen „Pauline ins Haus gebracht"; sie suchte Hilfe bei mir. Als Pauline zu mir kam, hatte sie selbst nicht gewusst, dass unsere Begegnung mehr als nur fünf vereinbarte Doppelstunden Psychotherapie andauern würde. Eine kleine Arbeit konnte getan werden: Pauline und ihrem

schon weitgehend integrierten dissoziativen Innensystem dabei zu helfen, ihre Blockade hinsichtlich ärztlicher Hilfe weitgehend zu lockern.

Erst mein Erleben, dass es für sie äußerst schwer war, weiterhin konstante Hilfe zu finden (unsere gegenseitige Sympathie war dabei auch nicht unerheblich), machte mir, die ich nach dem Aufsuchen der Ärzte und der dann monatelangen Diagnosephase bis zur endgültigen, niederschmetternden Diagnose nur sporadisch mit Pauline in Kontakt war, klar, dass da mindestens eine Stelle an ihrer Seite vakant war: Jemand außer Mann und Kindern musste Pauline doch auf ihrem Weg begleiten, der ganz sicher nicht einfach werden würde. So bemühte ich mich, und Pauline bemühte sich, aber mehr als eine Pflegerin aus der Nachbarschaft und gelegentliche Besuche und Telefonate von Freundinnen waren zunächst nicht zu aktivieren. Wie das Leben so spielt und uns herausfordert! Wäre die Stelle der sicheren Begleitung nicht auf eklatante Weise vakant gewesen, ich hätte mich sicherlich nicht angeboten, sondern wieder aus dem Kontakt zurückgezogen. Doch so erbot ich mich, zunächst wie ich dachte vorübergehend, ihr weiter beizustehen, wenn sie so zwischen Erde – manchmal eher der Hölle auf Erden – und dem hing, was auch immer danach kommen mochte. Und ganz sicher gab es weder einen positiven Gottesglauben an einen Himmel in ihr. Noch in mir. Bislang hatte ich mich auf einen existenzialistischen Standpunkt gestellt: Wenn wir sterben, sind wir irgendwann einfach tot, und das ist alles. Wir müssen schon in diesem Leben alles erleben, etwas anderes wird es nicht geben. Und so ahnte ich nicht, auf was ich mich da einließ, als ich dachte: Du kannst dich jetzt nicht herausziehen; das wäre unterlassene Hilfeleistung.

Pauline möchte, dass ich folgenden Kommentar von ihr an dieser Stelle hinzufüge: „Keiner konnte ahnen, wie sich alles entwickelt, und mein Ziel, weshalb ich mich zu Ihnen bringen ließ, war klar definiert. Jedoch will ich nicht verschweigen, dass mir vom ersten Kontakt an Ihre offene, direkte Art und das Anpackende sehr gut taten und dass diese Eigenschaften mir von Anfang an Halt und Sicherheit auf eine neue Art und Weise gaben, die mir in der Situation, in der ich mehr durchhing als dass ich Bodenhaftung hatte, eine große Hilfe waren."

Heute danke ich – neben Pauline – dem Schicksal (oder wie auch immer man es nennen mag), dem, „was da oben gerade Dienst hat", wie ich scherzhaft zu sagen pflege. Dankbar bin ich für diese Gelegenheit, die ich nicht ahnte, nicht bewusst wollte und die mir doch gegeben wurde, als da niemand war außer mir, so schien es. Die Gelegenheit nämlich, von einer schwersttraumatisierten und schwer kranken Frau zu lernen, was Sterben und was Leben heißen kann. Mich ihrer existenziellen Not zu stellen, ihrem Toben wie ihrem kaum verstehbaren Hauchen, ihrer Verzweiflung und ihrem Hoffen, sie werde doch noch gesund, sie sei vielleicht doch gar nicht so krank ... Ihren Fragen an das Leben, ihrem „Warumwiesoweshalb", ihrem vermaledeiten Lügen-„Programm", das sie immer wieder in die

Agonie des „Alles gar nicht wahr!“ stieß. Ihren zaghaften und nicht selten auch drängenden Fragen an einen Sinn ihres Lebens, oder wie sie es ausdrückt:

Ich fühle, wie mein lahmer, schwacher Körper
leicht in alle Himmelsrichtungen schwebt ...
Wird jemand den Sinn fangen und den Weg begreifen?

So bin ich diejenige geworden, die ihr half, den „Sinn“ nicht nur zu erhaschen, sondern ihn ein„zufangen“, und den Weg zu begreifen, den sie als Pionierin ihres Lebens ging und unterwegs verstehen lernte. Dass dieses Buch dabei herauskommen würde, haben wir beide erst nach einigen Jahren gemeinsamer Reflexion in den letzten Monaten geahnt und dann mit großer Freude umgesetzt.

Wie gern hätte ich es gesehen, wenn es noch einen Weg zur Gesundung gegeben hätte, wie gern wäre ich ihn mit ihr gegangen. Das ist schließlich das, was ich schon konnte: Jemanden, der Schlimmes hinter sich hat, zu begleiten in eine bessere Zukunft hier auf dieser Erde. Und ich brauchte alles, was ich als Mensch und als Therapeutin gelernt hatte, um Pauline beizustehen: Geduld für einen jahrelangen Prozess; die Haltung, als „Katalysator“ zu wirken und, ohne der anderen etwas aufzuzwingen, einfach förderlich zu sein, ihren Prozess zu begleiten mit positiver Unterstützung, aber ohne die Richtung oder den Sinn vorzugeben. Das Wissen um dissoziative Prozesse, um Zustandsabhängigkeit im Denken, Fühlen, Verhalten und um das, was da im „Hinter“- oder „Untergrund“ der Psyche wirken kann und gehört, verstanden und „stimmig werden“ muss. Eine grundsätzlich liebevoll annehmende Grundhaltung. Und Humor, oh ja, den brauchten wir beide. Gelegentlich half uns eine fast sarkastische Schnodderigkeit, etwa wenn die Qualen benannt werden mussten, die sich hinter dem Begriff „Stuhlgangshilfe“ verbergen können ...

Und so sprach ich anfangs so manches mit ihr an und aus, das sie kaum auszudrücken wagte, tastete mich mit ihr in Räume vor, die sie noch nie wirklich ausgeleuchtet, bestenfalls erahnt hatte – Räume in ihrem Innern, aber auch Räume des Denkens, des Fühlens und der Spiritualität, von denen wir beide nicht wussten, dass sie nur darauf warteten, dass wir sie entdeckten. Glücklicherweise halfen mir Intuition und Erfahrung, nichts vorzugeben, sondern Entdeckungen nur zu fördern und dann in gemeinsamer Arbeit „freizulegen“.

Und so sind die in diesem Abschnitt wie auch im gesamten Buch benannten Empfindungen und Gedanken wirklich Paulines Empfindungen und Gedanken. Meine Aufgabe war sozusagen die einer Hebamme, die versucht, die manchmal sehr schmerzhafte Geburt eines neuen Wesens sorgfältig zu begleiten, das schon lange da war und nur darauf wartete, ans Licht der Welt zu kommen.

Viel Freude mit Paulines Gedichten zu „Schlaf, Reise, Engel ...“

Gedichte von Pauline C. Frei

Schlaflos

In mancher schlaflosen Nacht fühle ich mich
wie ein Theaterzuschauer auf einem Logenplatz.
Ich betrachte, mit Abstand und doch mittendrin,
die Erdbewegung, mein Leben, mich.

Der Mond sendet schwach seine Strahlen
durch die nachtgrauen Vorhänge.
Langsam steigt die Sichel im Fenster
höher und höher.

Ich sehe mein Sein
wie Spuren im Sand an mir vorbeiziehen ...
Wie lang wird man die Abdrücke erkennen?

Ich fühle, wie mein lahmer, schwacher Körper
leicht in alle Himmelsrichtungen schwebt ...
Wird jemand den Sinn fangen und den Weg begreifen?

Ich rieche, wie frisch und klar die Seele wird,
wenn sie sich aufmacht und befreit davonfliegt ...
Ob mein Dasein wirkt und nachklingen mag?

Ich schmecke die salzigen Tränen der Trauer
und erahne zugleich die herrliche Süße der mich erwartenden Freiheit ...
Wann ist's so weit?

Ich hörte, in der hilflosen Ohnmacht meiner Qual
sei ein wundervoller Schatz verborgen –
einen Teil habe ich bereits im Hier gefunden.
Wie prächtig mag er wohl insgesamt sein?

Die Erde hat sich wieder ein Stück gedreht,
der Mond steht höher!
Wie lang darf ich mich noch mitdrehen?
Wie lang noch als Zuschauer
und ab und an als Komparsin
das herrliche Lebens-Schau-Spiel genießen?

Egal, träume weiter!
Jetzt lebe und träume ich noch – trotz Krankheit,
das allein zählt …

Reise durchs Jahr

Tag für Tag begrüßt mich „mein Baum“ vorm Fenster,
ich freue mich an ihm, er begleitet mich durchs Jahr.

Mein Baum mit seinen vielen Ästen und Zweigen
verwandelt sich im steten Jahresrhythmus.
Er bewegt sich im Wind, in der Sonne, im Regen und im Schnee.
Es ist, als lebe er für mich die Jahreszeiten.
Ich reise mit ihm und seiner Verwandlung.

Mal ist er geschmückt mit weiß-rosa
lockeren, duftigen Blütenblättchen,
umschwirrt von zahllosen Bienen,
summend im zarten Frühlingsduft.
Leichtigkeit

Mal wippen die Äste, wie lachend winkend im lauen Sommerwind,
voll gepackt mit dichtem, grünem Laub,
besucht von Spatzen, die sich darin lautstark zanken;
weiße Schäfchenwolken ziehen hinter ihm vorbei.
Freiheit

Mal sind die Zweige herbstlich eingekleidet,
rote und ockerfarbene Blätter strahlen in mein Zimmer,
die Baumkrone besucht von laut rufenden Amseln;
im Sturm wirbelt das Laub in alle Richtungen.
Sicherheit

Winters dann ist der bizarre Baum
verzaubert in eine weiße Pracht.
Er wirkt wie gezuckert,
mein Baum, so silbrig stolz,
hochherrschaftlich vor diesigem Winterhimmel.
Stärke

So lange liege ich wie immer hier.
Alles scheint aufs Neue gleich,
nur mein körperliches Sein wird zusehends weniger.

Doch schaue und fühle ich richtig hin,
jeden Tag, jede Woche, jeden Monat ...,
jeden Augenblick,
dann fühle ich, wie ich mitten im Leben bin,
in Wandlung und Veränderung,
wie sie so selbstverständlich einfach nur geschieht.

Ich muss nur den Wandel auch in mir zulassen.
Dann erlebe ich
Leichtigkeit, Freiheit, Sicherheit und Stärke.
Gebe mich der Wandlung hin und heile.

Ruf der Engel

Der Tag beginnt.
Er kämpft sich langsam durch die Dämmerung.
Licht erfüllt mein Zimmer,
Farben werden sichtbar,
hell und bunt.
Erwachendes Leben spüren.

Die Sonne lächelt.
Sie streichelt mich mit ihrer letzten Kraft.
Liebevolle Wärme.
Strahlen brechen sich im Glas,
Regenbogen leuchten an der Wand.
Wärme und Licht be-greifen.
Genussvoll leben.

Der Herbstwind weht.
Buntes Laub tanzt wild auf meiner Fensterbank.
Draußen stürmt und pfeift es.
Regen prasselt, Tropfen peitschen gegen's Fenster.
Und ich lieg sicher im warmen Bett.
Bewegung und Turbulenzen hören.
Fühlbares Leben.

Die Dämmerung kommt.
Leise, fast schleichend erfüllt sie den Raum.
Es ist wie zärtlich umhüllt werden,
gefühlvoll wird alles eingepackt.
Noch spüre ich den Lebensatem, trotz Enge, Tristem und Grau.
Dunkelheit atmen.
Leben verabschieden.

Es wird Nacht:
Licht, Wärme, Bewegung und Atem gehen ...
verlassen mich – ich verlasse sie.
Lautlos fliegen, schweben, getragen werden!
Tröstlich: Wer hören will, erkennt den Ruf der Engel.
Engel kommen sanft, geheimnisvoll, anmutig –

sicherlich.

Innere Räume (Kerzenschein)

Tief in meinem Innern wird nach und nach
ein neuer innerer Raum
mit schönem Kerzenlicht und angenehmer Wärme
durchflutet.

Jeder neuer Kerzenschein
spendet etwas mehr Licht,
so kann ich all das Wundervolle in mir
deutlicher und klarer erkennen.

Neu angezündete Kerzen
schenken immer mehr wohltuende Wärme,
gutes, sicheres und vertrauensvoll wärmendes Fühlen.

Mit dem Licht und der Wärme,
die mir geschenkt werden,
fällt Abgeben und Loslassen leichter,
denn ich fühle mich sicher geführt.

Es ist kein irdisches Licht,
keine Wärme vom Hier –
sondern eine Kraft und Energie,
die ich vom Dort geschenkt bekomme.

Ich tappe weniger im Dunklen,
auch das Frösteln lässt nach,
denn ich sehe weiches Licht am Ende des Tunnels.

DANKE!

Engelsbitten, an alle Engel da oben!

An die Engel der Liebe, Herzenswärme und Geborgenheit:
Verschenkt ruhig maßlos eure guten Gaben.
Liebvolle Geborgenheit wärmt und trägt.
Herzlich ...

An die Engel für Lebensfreude und Glück:
Ihr macht diese Aufgabe besonders gut.
Da ist Lachen, Freude, Sonne und ganz viel Spaß im Leben.
Glücklich ...

An die Engel des Trostes:
Tröstet mit eurem Wissen.
Liebe vergeht nie, sie bleibt ewig in uns,
(Liebes-)Energie geht niemals verloren.
Tröstlich ...

Danke, an alle Engel:
Ich weiß, ihr sorgt gut.
So werde ich ruhiger und spüre Gleichmut und tiefe Gelassenheit.
In mir macht sich friedvolle Ruhe breit.
Endlich ...

Dornröschen

Nach 100 Jahren erwacht Dornröschen
aus seinem nicht enden wollenden Schlaf.

Bin verzaubert, ich schlafe,
bin nicht krank.

Ich stach mich an der Spindel des Bösen.
Blut tropft schwarz wie Ebenholz auf den weißen Boden, mein Blut gefriert.

Bin verzaubert,
nicht krank.

Das gesamte Schloss schläft.
Zeit, alles Böse, Krankheit, Leid und Schmerz zu bekämpfen.

Bin verzaubert,
schlafe.

Der Prinz kämpft, gegen alles, was sich ihm in den Weg stellt.
Er küsst mich wach!

Bin verzaubert, ich schlafe,
bin nicht krank.

Plötzlich hebe ich ab, ich fliege los.
Mein „Engelsprinz“ nimmt mich behutsam mit.

Ich erwache im Wunderland.
Bin nicht mehr krank.

Und wenn ich dann gestorben bin,
träume und fliege ich endlos weiter.

Teil 6

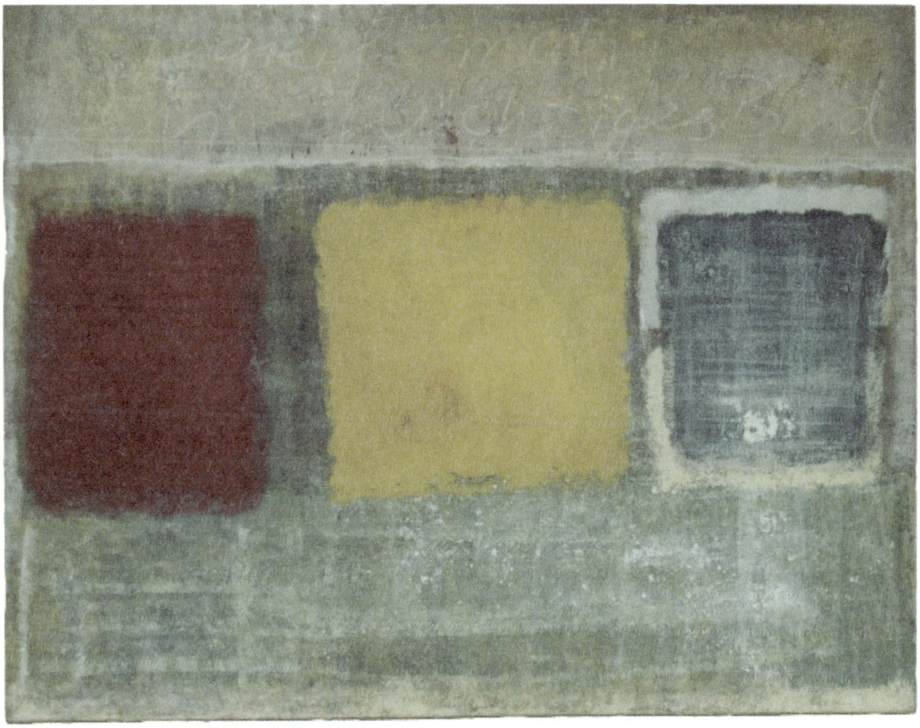

„Sein, Jetzt, Schwebe“

Einleitung von Michaela Huber

„Leiden hängt von der Entscheidung ab", der Titel ist Pauline C. Freis Wunsch.

Wie kommt die Entscheidung zustande, etwas anderes noch außer Schmerz und Leid zu fühlen? Und was kommt nach dieser Entscheidung?

Vorsicht, wir beginnen, über Transzendenz zu sprechen. Ein Gebiet, das man am besten auf Zehenspitzen betritt. Auf der Schwelle könnte ein Schild stehen: „Sie verlassen hier den logischen Sektor und betreten den der Spiritualität."

Schmerzen sind unvermeidlich, Leiden hängt von der Entscheidung ab. Ein Weiser wie der Dalai Lama kann solch einen Satz sagen, ohne des Zynismus bezichtigt zu werden. Aber unsereins? In klinisch-psychologischen Diagnosefragebogen ist es geradezu wesentlicher Bestandteil, danach zu fragen, ob „Dysphorie", auf Deutsch „Leid", mit dem Symptom verbunden sei. Je mehr „Dysphorie", desto gravierender die Diagnose. Und hier sagt eine, die eindeutig sehr viel „Dysphoric" in ihrem Leben erlebt hat und erlebt, das Leiden hinge von einer Entscheidung ab? Ist Leid also ein voluntaristisches Geschehen? Ja und nein, könnte man darauf antworten.

Nein, es ist nicht einfach eine Willensentscheidung, ob wir leiden. Körperliche und seelische Schmerzen erzeugen Leid, und bei Gewalt-Traumata können die Opfer überhaupt nichts dafür, dass ihnen Leid zugefügt wird. Auch das Leid, das eine Erkrankung erzeugt und von dem Pauline in ihren Gedichten einiges erzählt, ist nicht selbst gewählt. Es geht überhaupt nicht darum, ob Leid aufgesucht oder selbst gewählt wird. Sondern nur darum, ob der Mensch es schaffen kann, über das Leid hinauszuwachsen.

Wie macht man das, über das Leid hinauswachsen? Wäre es gut, wenn es dafür eine Gebrauchsanleitung gäbe? Eine müßige Frage, denn es gibt keine Gebrauchsanleitung, auch wenn manche (pseudo-)religiöse Rattenfänger das versuchen: Du musst nur genug beten, nur genug Buße tun, nur genug Geld spenden, nur genug selbstlos sein, nur genug ..., dann ... Schon Luther hat sich gegen Ablasshandel aller Art gewehrt, und heute sollten wir es auch tun. Nein, kein Patentrezept führt zur Erlösung von Leid.

Was kann dann helfen? Versuchen wir eine vorsichtige Annäherung und beginnen z.B. mit dem Thema Aufrichtigkeit.

„Ich richte mich auf und schaue mich an", heißt es in einem von Paulines Gedichten. Pauline ist geradezu gnadenlos aufrichtig. Zu sich, aber auch zu anderen. Sie sagt lieber nichts, als etwas Unaufrichtiges zu sagen. Und genau das hat ihr geholfen. Damals, als sie erkannte: Ich muss hier raus aus dem Dreck. Dann, als sie merkte: ich habe solche Brüche in meinem Denken, Fühlen, auch im Verhalten – ich brauche Hilfe, um diese Brüche zu überwinden. Und dann, als sie spürte: Es ist richtig, bei meinem Mann und den Kindern zu leben, und nicht vor einer abstrakten Bedrohung durch die Täter zu fliehen. Und als sie realisierte: Ich brauche ärztliche Hilfe, kann sie aber nicht holen – also muss ich mir Hilfe holen, um mir Hilfe holen zu können ...

Und dann, als sie krank wurde: Ja, ich bin wirklich körperlich krank, ich bilde mir das nicht ein. Und dann, als sie spürte: Es muss mich noch jemand außer meinem Mann und der Pflegekraft kontinuierlich auf diesem Weg begleiten, sonst schaffe ich das nicht. Und, und, und.

Aufrichtigkeit funktioniert aber nur, wenn auch die Gegenseite im eigenen Innern gehört wird: Zweifel, Skepsis, Misstrauen, Angst, Niedergeschlagenheit, Verzweiflung, Enttäuschung, Versagensgefühle ... das „Ich schaffe das nicht". Vielleicht auch das: „Es ist überhaupt nicht zu schaffen. Das kann man nicht schaffen." Und immer wieder die Ambivalenz: „Es geht!" und „Keine Chance."

Mein amerikanischer Kollege Harvey Schwartz spricht von der „unvermeidlichen Verzweiflung", die jeder Mensch durchmache, der Todesnähe erlebt habe. Der Abgrund, den zu überwinden es noch kein Mittel gibt. Man schaut in die Schlucht, schaudert, es scheint keinerlei Möglichkeit der Überwindung zu geben. Und dann, wenn man schon ganz und gar verzweifelt ist, wenn man über das äußerste Ende der Verzweiflung hinausgeht, taumelt, rutscht – dann ist entweder alles aus. Oder es geschieht ein Wunder und man wächst über sich und über diesen Abgrund hinaus.

Als Traumatherapeutin kenne ich diese Situation sehr gut. In den meisten Therapien mit schwersttraumatisierten Menschen geht es „um Leben und Tod". So wie es „damals" um Leben und Tod ging. Wer das Entsetzliche abspalten musste, wer die eigene Persönlichkeit in der äußersten Not in verschiedene Bestandteile zerlegen musste, um zu überleben, kennt das: Die Therapie stockt. Es geht nicht mehr weiter. Es scheint aussichtslos, über einen bestimmten Punkt hinauszukommen – ein Trauma zu integrieren, Persönlichkeitsbestandteile zusammenzufügen, Täterintrojekte für die Therapie zu gewinnen ... oder worum auch immer es im konkreten Fall geht. Die TherapeutIn darf dann nicht aufgeben. Muss dabeibleiben und versuchen, solange sie kann, Zuversicht auszustrahlen: „Sie schaffen das!" Muss die KlientIn im übertragenen Sinne „am Ärmel zupfen": „Begnügen Sie sich nicht! Im Unerträglichen verharren ist ein Bestandteil des Trauma-Schemas!" Und schließlich kommt der Punkt, an dem auch die TherapeutIn verzagt. Verzweifelt. Der Punkt, an dem all ihre Kenntnisse nichts mehr helfen, jedes Mittel versagt, alles stockt. An dem sie eine Ohnmachts- oder Bescheidenheitserklärung abgibt: „Ich weiß auch nicht mehr weiter.“ Und dann ist es wiederum entscheidend, nicht aufzugeben. Denn das ist, wie Analytiker sagen würden, ein typisches Übertragungs- und Gegenübertragungsgeschehen im Umgang mit Menschen, die den äußersten „Rand“ des Lebens schon einmal erreicht, dort schon einmal festgesteckt hatten und dann abspalten mussten, statt das Geschehen zu integrieren. In meinen Ausbildungen und Supervisionen ermutige ich die KollegInnen stets: „Sie sind jetzt an einer entscheidenden Stelle und Ihre KlientIn auch. Bleiben Sie jetzt dran! Suchen Sie gemeinsam, begleiten Sie sie bei der Suche. Bieten Sie jetzt keine vorschnellen Lösungen an, sondern warten Sie, bis Ihre KlientIn Erkenntnisse hat. Versuchen Sie lediglich, ermutigend zu wirken. Sie werden eine wichtige neue Erkenntnis finden. Machen Sie weiter. Und ja, sie (oder er) wird Sie unterwegs vielleicht beschimpfen, Sie müssten doch den Weg kennen, Sie wird Ihnen vorwerfen: ‚Warum helfen Sie mir denn nicht?‘ Sie wird Sie vielleicht vorübergehend auch verlassen. Bieten Sie dann an, dass sie wiederkommen kann. Aber bleiben Sie jetzt dran!“

Vieles davon habe ich auch mit Pauline erlebt. Habe sie einfach ermutigt, weiter nachzudenken, hinzuspüren, genau hinzusehen. Und immer ist dann etwas entstanden, als müsste dieses Toben sein, dieser innere Orkan, dann die Stille des „Nichts geht mehr.“ Das Unaushaltbare. Einige Male habe ich Pauline an solchen Stellen daran erinnert, dass sie sich den Namen „Frei“ nicht umsonst gegeben hat: Weil sie nicht mehr in der Falle ist. Weil sie frei ist, weil sie Entscheidungen treffen kann – manchmal auch, wie sie in einem Gedicht deutlich macht, Entscheidungen treffen muss. Und immer ist sie darüber hinausgewachsen, hat den Quantensprung der Erkenntnis geschafft, hat den Abgrund überwunden, die Spaltung aufheben können, und dann hat sich ein tiefes Gefühl der „Stimmigkeit“, wie sie es nennt, eingestellt. Dann sind Bilder aufgetaucht oder dann konnte sie (wieder) Imaginationen nutzen, die hilfreich waren, tröstend. Dann konnte sie sich lösen von allen Anhaftungen, konnte „fliegen“.

Ihr „Sein in der Schwebe“ zwischen schrecklichem Schmerz und geradezu heiterem „Losfliegen“ hat sie in ihren Gedichten eindrucksvoll zum Ausdruck gebracht.

Gedichte von Pauline C. Frei

Sein

Ist das wahr?
Ich sitze da, stundenlang,
und warte auf Besuch.

Ist das wahr?
Ich sitze da, den ganzen Tag,
und warte auf Hilfe.

Ist das wahr?
Ich liege da, seit Wochen,
und warte auf dich.

Ich liege da, seit Jahren,
und warte.

Ja, das ist wahr!

Da Sein

Dasitzen,
wochenlang.

Daliegen,
jahrelang.

Dasein,
ein Leben lang.

Sein, immer!

Schwerelos

Oft wagte ich kaum mehr zu hoffen,
noch gab ich jemals auf zu hoffen
– schwerelos.

Balance finden in der Schwebe.

(Schwerelos ist erstaunlich angenehm.)

Wunschtraum – Wirklichkeit

Meine frühere Wirklichkeit sind meine heutigen Wunschträume.

Früher so normal.
Bewegen ...
Laufen?
Hüpfen?
Rennen?
Bewegen!
Heute ein Wunsch - - -

Früher so selbstverständlich.
Atmen ...
Reden?
Singen?
Lachen?
Atmen!
Heute oft ein Kampf - - -

Früher so befreiend.
Reisen, tanzen, Fahrrad fahren,
kochen, putzen, basteln, malen,
reiten, musizieren, schwimmen ...
Heute ein Traum - - -

Meine heutige Wirklichkeit ist der Traum von einer anderen Welt.

Ohne
Schmerzen und Krämpfe,
mit
Freiheit und Leichtigkeit.

Abhängigkeit

Ich bin mehr und mehr abhängig
und brauche immer umfassendere Hilfe.

Mein Körper quält sich so,
und das wenige Leben im Heute ist ein großer Kraftakt.

Bin starr und steif,
und muss große Geduld im Liegen und Warten aufbringen.

Ich bin zunehmend hilfsbedürftig
und benötige zu allem mindestens eine dritte Hand.

Seit ich immer abhängig bin,
gleicht mein Weg
zwischen Danken und immer Bittenmüssen
der Wanderung auf einem Minenfeld.

Keiner weiß, ob der nächste Schritt sicher ist.
Jeder falsche Tritt tut weh:
Meist allen.

Hab ich die Wahl?

Lachen zu hören, Liebe zu spüren und Glück zu haben, ist wie Fliegen.

Hilflose Verzweiflung und große Schmerzen zu ertragen, ist wie Fallen.

Himmlisches Fliegen oder schmerzhafter Fall?
Jämmerlich abstürzen oder genüsslich schweben?

Hab ich die Wahl ...?

Ja sagen zum Fallen.
Oder
Ja sagen zum Fliegen.

Die Wahl zu haben lässt mich Freisein spüren.

Zweifel und Angst

Manchmal zweifle ich.
Manchmal habe ich Angst.

Heute meine Familie und das Leben spüren,
lieben und geliebt werden.
Ein reicher Tag.

Täglich ein wenig Wissen festhalten und weitergeben,
zu erfahren: Nichts geht verloren.
Ein guter Tag.

Im Jetzt zu sein, den Moment genießen,
die Sonne, das Licht und die Luft fühlen.
Ein schöner Tag.

Trotz körperlicher Grenzen und Schmerzen,
aber mit allem Geschenkten heute noch hier sein können.
Ein reicher, guter, schöner Tag.

Woran zweifle ich?
Wovor habe ich Angst?

Das Jetzt

Nur das Jetzt zählt.
Die Angst wohnt im Morgen.
Die Furcht hat Quartier im Gestern.

Jetzt lachen, weinen, leben und sein.

Das Gestern verlassen.
Das Morgen loslassen.
Heute leben.

Sein im Jetzt!

Fremd sein

Seitdem ich all meine Peinlichkeiten
und jeglichen Stolz abgelegt habe
und auch all meinen Mut für Demut benötigt habe,
bin ich mir fremd.

Seitdem ich kaum mehr weiß, wie ich wirklich bin,
und all meine Würde und Respekt verloren gingen,
bin ich mir fremd.

Ich frage mein Spiegelbild im matten Glas:
Wer bin ich? Wie bin ich?

Es schweigt.

Ich richte mich auf und schaue genau hin. Ganz genau.
Fremdsein weicht.

Trost und Rettung

Bin ich steif und starr, in einer hilflosen Lage voller Schmerzen,
dann rette ich mich mit Fliegen und Träumen.

Im Traumfliegen binde ich meine Gedanken an liebevolle Gefühle
oder Mut machende Bilder; so kann ich mich lösen vom gequälten Körper.

Mit den Träumen zu fliegen ist wundervoll leicht,
sie befreien mich von mir und meinem Leid.

So schwebe ich in eine schöne, weite, leidfreie Welt.

Würde

Steif,
starr,
gewaschen und gewickelt.

Würde, wo bist du?

Nach Luft schnappend und röchelnd,
sprachlos,
hilflos.

Würde, was ist das?

Würde-los?
Liebe-los?

Mich tröstet das Wissen:
„Wer geliebt wird, verliert seine Würde nicht!“

Geschenkte Lebens-Zeit

Immer mal wieder schenkt mir das Leben Zeit.

Minuten
des Erlebens, mittendrin zu sein.
Minuten
des Spürens, so ist normales Leben.
Minuten,
da bin ich „kaum krank“.

Immer mal wieder schenkt mir das Leben Zeit,
Sekunden
des Genießens von schmerzarmem Sein.
Sekunden
des Wissens, so kann sich freies Leben anfühlen.
Sekunden
des Hoffens: „Ich werde wieder gesund.“

Immer mal wieder schenkt mir das Leben Zeit,
Augenblicke
des Lachens und Witzelns.
Augenblicke
des Schwebens und Fliegens.
Augenblicke
des Träumens von „Gesundheit“.

Wundervolle geschenkte Lebens-Zeit.

Sahnehäubchen

Lebensglück fühlt sich manchmal an
wie das Sahnehäubchen auf einer Erdbeertorte.

Dann genieße ich:
die Liebe, süß und fruchtig in meinem Lieblingserdbeergeschmack,
die Freude, zart und luftig, wie frisch aufgeschlagener Sahneschaum,
das Lachen, frei und lebendig, kunstvoll dekoriert als rosarotes
Glücksschwein auf der Tortenspitze.

Manchmal fühle ich mich wie der Tupfer Zuckerguss auf der Sahnetorte.

Weil ich noch lebe.

Wunder

Ich träume von roten Schuhen,
Schuhe, die ich wohl nie mehr tragen werde.

Ich träume von einem duftigen Sommerkleid,
zart rosa mit Blüten und Rüschen,
ein Kleid, das ist nicht mehr tragen werde.

Ich träume von einer Reise an den See,
dort sehe ich den Wellen zu, wie sie kommen und gehen,
und bewundere den Sonnenuntergang, rot und leuchtend.

Pralles, volles Leben leben. Leben.

Ich sitze mit roten Schuhen und einem netten Sommerkleid am See.
Meine Augen leuchten so hell wie der Sonnenaufgang.

Ich träume nicht.
Es ist ein Wunder!

Teil 7

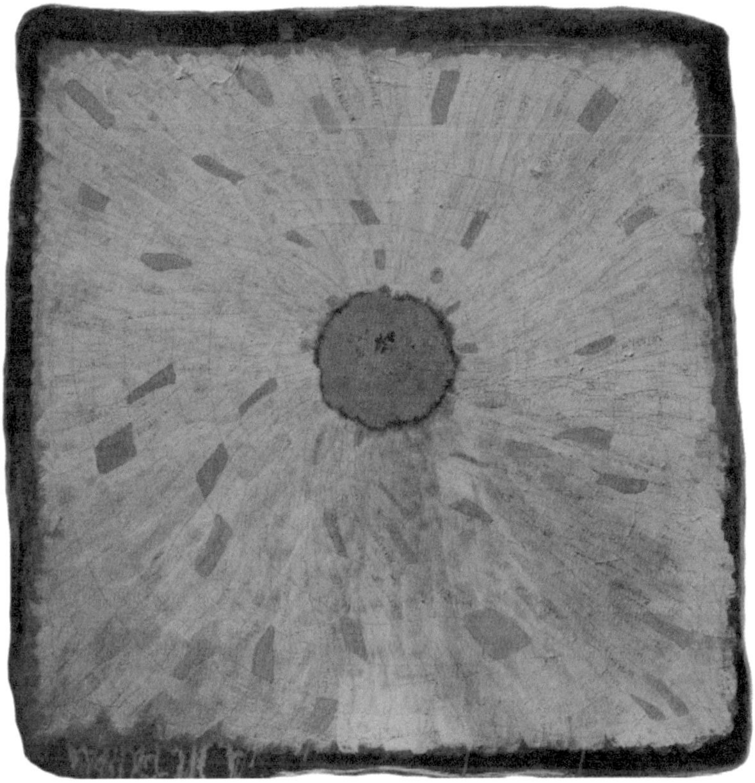

Scham, Abhängigkeit – und Würde

Einleitung von Michaela Huber

Waren Sie schon einmal im Krankenhaus? In jener unterteilten, sterilen Halle, aus der das Untergeschoss der meisten Kliniken besteht, Räume in Grün und Weiß, vermummte Menschen in Häubchen; ausgelieferte, vor Angst zitternde Menschen auf Bahren oder einfach als Fleischstücke unter Tuch, dargeboten im OP? Vermutlich bemühen die dort Arbeitenden sich darum, trotz dieser Bedingungen freundlich mit den Patienten umzugehen. Ich habe allerdings auch anderes erlebt, und vielleicht sind meine Erfahrungen nicht ganz unrepräsentativ. Manchmal sprach ich, selbst schon mit Beruhigungsspritze versehen, einem wimmernden Bündel auf der Nachbarbahre Mut zu und war doch ob der surrealen Situation und dessen, was mir bevorstand, mehr als beklommen. Doch keiner der geschäftigen, vertikal agierenden Menschen um uns „Horizontale" herum schien meine, unsere Not zu bemerken. Stattdessen wurde ich mit einem munteren: „So, jetzt geht's los!" herumgefahren, sodass kreisende Lichter über mir mich schwindelig machten. Und ständig sprachen die Vermummten über mich hinweg miteinander. Eine Anästhesistin „knallte" mir die Braunüle in die Hand, während sie gähnte und einer OP-Schwester zurief: „Bin derart k.o. und urlaubsreif, würde mich nicht wundern, wenn mal was danebengeht." Das waren die letzten Worte, die ich hörte, bevor mir die Sinne schwanden.

Als ich in einem anderen Krankenhaus bei einer anderen Gelegenheit aufwachte, spie mir gerade eine Krankenschwester ins Gesicht: „Das haben Sie mich jetzt schon fünfmal gefragt! Ich kann Ihnen dazu nichts sagen, fragen Sie den Arzt!" Offenbar hatte ich, wie ich später erfuhr, beim Aufwachen aus der Narkose die Frage gemurmelt, ob ich „einen Bauchschnitt habe" – wie alle Patienten hatte ich Zettel für alle möglichen Eventualitäten unterschreiben müssen, musste mich mit allen chirurgischen Eingriffen einverstanden erklären, was auch immer die Ärzte für richtig befinden würden. Verstandesmäßig hatte ich mich einverstanden erklärt, mein Unbewusstes jedoch machte sich offenbar Sorgen.

Und so könnte ich fortfahren, ganz normale alltägliche Scheußlichkeiten über das Ausgeliefertsein zu erzählen: Von dem Stationsarzt zum Beispiel, den ich nach einer OP hatte rufen lassen, weil meine Blase, übervoll, dennoch nicht von selbst „wieder wollte", wie mir die Schwester angekündigt hatte. Mir standen die Schweißperlen auf der Stirn, als ich darum bat, katheterisiert zu werden. Und der junge Arzt hatte nichts Besseres zu tun, als mit der flachen Hand, gestützt vom anderen Arm, kräftig und schwungvoll auf meinen Unterbauch zu drücken, und auf meinen Schrei hin zu grinsen: „Schon gut, schon gut, Sie haben mich überzeugt." Bis heute betrachte ich es als ein Wunder, dass die Blase das ausgehalten hat und anderthalb Liter Flüssigkeit endlich im Beutel waren.

Und ich war jeweils nicht sehr krank; ich wusste immer, dass ich in ein paar Tagen wieder entlassen werden würde.

Solche Erinnerungen fallen mir ein, wenn ich hier sitze und die Einleitung zu dem Teil von Paulines Gedichten schreiben will, die sich mit der Scham, der Würde und dem Ausgeliefertsein auseinandersetzen.

Pauline ist schon sehr lange sehr krank. Sie liegt seit mehreren Jahren, kann äußerstenfalls, gestützt von Krücken und einer Hilfsperson, ein paar wenige Schritte tun oder – wenn es ihr sehr gut geht – im Rollstuhl ins Freie gefahren werden. Manchmal beschreibt sie mir, wie sie der Medikamentencocktail zu unangenehmen Ausdünstungen zwingt; wie umgekehrt undeodorierte und nass verschwitzte Menschen sich manchmal über sie beugen. Zeitweise, bei großer Spastik, liegt sie stundenlang da, und wenn dann irgendetwas juckt und sie sich nicht kratzen kann, ist die Verzweiflung groß. Manchmal müsste sie dann umgedreht werden, aber sie will ihren erschöpften Mann neben sich nicht schon wieder wecken. So können die Nächte lang und qualvoll werden, es sei denn, sie fällt in einen komatösen Schlaf.

Einmal hat ein Zahnarzt ihr den Kiefer gebrochen, weil er Abdrücke für eine Zahnschiene zur Gebissentlastung machen wollte – durch die Krämpfe werden Ober- und Unterkiefer fest aufeinandergepresst, dann kann sie keine Nahrung mehr aufnehmen, und das erzeugt unter anderem große Zahnschmerzen. Der Arzt dachte nicht darüber nach, dass die Spastik jederzeit rasch „einschießen" kann, er Pauline eine Vollnarkose hätte geben müssen. So aber ging die Abdruckzange zwar noch hinein, dann jedoch kam der Krampf. Pauline bekam keine Luft mehr und Panik, und der Zahnarzt, selbst in Panik, riss ihr den Kiefer auseinander und brach ihr dabei das Kiefergelenk. Dies war eine so deutliche erneute Traumatisierung, dass ich erlebte, wie zunächst vieles von dem, was Pauline sich erarbeitet hatte, wieder „wie weggeblasen" schien, und wie Verzweiflung und Mutlosigkeit, Entsetzen und das Gefühl, in einer aussichtslosen Falle zu sitzen, sie wieder im Griff hatten.

Wer ausgeliefert ist, empfindet Scham. Ob das die Helfenden wissen? Man schämt sich der eigenen Nacktheit, der Eingriffe, die am eigenen Körper von anderen vorgenommen werden müssen. Und auch für Gewalt-traumatisierte Menschen gilt: Das Opfer ist es, das sich schämt. Nicht der Täter. Manchmal wiederholt sich für traumatisierte Kranke, was ihnen in früheren Gewaltsituationen geschah. Jemand hat Macht über sie und setzt sie so ein, wie es ihm oder ihr jeweils gefällt – jedenfalls kommt es der abhängigen Kranken so vor.

Wie die meisten Menschen, die aus Gewaltsituationen entkommen sind, will auch Pauline möglichst viel selbst entscheiden. Und ist es nicht verständlich, ist es nicht berechtigt? Sie möchte Situationen unter Kontrolle behalten und kann es doch so oft nicht. Krankheitsschübe kommen unkontrolliert und „wehen sie Stufe für Stufe die Treppe des Lebens hinunter" – so ein Bild, das wir einmal dafür gefunden haben. Fortgeschrittene Stadien der Erkrankung erzwingen es, mehr und mehr Menschen um immer mehr Handgriffe bitten zu müssen; man braucht „immer mindestens eine dritte Hand", wie Pauline schreibt. Und durchaus nicht ohne bittere Ironie stellt sie in einem ihrer Gedichte fest:

Sprache und Themen sind derb und unverblümt, Tabus gibt's nicht mehr.
Zielgerichtete ordinäre Bedürfnisbefriedigung.
Leben mündet in einfaches, banales Sein.
Menschsein ist reduziert.

Durch meinen Kopf flitzen Hebammenfragen:
„Hat's Baby geschlafen, getrunken, geschissen?"

Wie ein Säugling oder manchmal sogar wie ein Gegenstand behandelt zu werden, davon können viele kranke Menschen erzählen. Und nicht umsonst sprechen wir vom „Krankenhaus-Koller", der auch Menschen in häuslicher Pflegesituation befallen kann: Man wird auch zum Baby oder zum Gegenstand. Man wird sogar wie ein hospitalisiertes Kind, das die eigenen Hände anschaut, wie sie sich drehen, und ansonsten die Wand anstarrt. Manchmal wird man wie ein Stück Holz behandelt, das „bearbeitet" wird; auch diese Erfahrung beschreibt Pauline:

Werde gezerrt, gehoben und geschrubbt.
Der feste Griff tut weh.
Ich friere im kalten Bad.

Die Seife brennt mir in den Augen.
Der Waschlappen ist zu heiß ...

Doch zum Thema Scham und Würde in der Krankheit gibt es noch weitere Themen. Sie kreisen um die Agonie des immer gleichen Ablaufs von unerträglichen Schmerzen, und dann manchmal auch um das Sterbenwollen, aber nicht können:

Runde 3:
Schmerzen,
Schwäche,
Krampf,
Leid.
:
:

Runde 99:
Schmer
Schwä
Kra
L

Runde 232:
K.O. und TOD (grausam, endlos, lange)

Ja, so ist Sterben oft. Die meisten Menschen wünschen sich einen schnellen, möglichst schmerzlosen Tod. Und den meisten steht ein langsamer, qualvoller Tod bevor, nicht selten in einem anonymen Krankenhausbett. Der menschliche Organismus ist zäh; insbesondere in den mittleren Lebensjahren kann er sehr, sehr lange brauchen, um sich – durch unheilbare, fortschreitende Erkrankung dazu gezwungen – zu „häuten".

Ich habe einige Menschen außerhalb meiner engsten Familie bis zum Tode begleitet, und nie war es so quälend wie bei jungen, unheilbar kranken Menschen, insbesondere dann, wenn sie auch noch hoch dissoziativ (gewesen) waren. So erinnere ich mich an den aidskranken multiplen jungen Mann, zu dem ich gerufen wurde, weil er immer in Todesnähe wieder switchte oder einen neuen Persönlichkeitsanteil „schuf", selbst als das Alltags-Ich und die meisten Innenanteile schon längst sterben wollten. Und auch bei Pauline hatten wir es immer wieder mit Zuständen oder ehemaligen Anteilen zu tun, die nicht glauben wollten, dass „man", also der Gesamtorganismus, wirklich schwer krank ist. Doch auch untraumatisierte junge Menschen erleben es mindestens als traumanah, mitten im Leben zu sein und schon gehen zu müssen. Solange man noch oder wieder ein Gefühl für die eigene Würde hat, will man auch den Tod unter Kontrolle bekommen; möchte man entscheiden, wann man die Schwelle zum Tod überschreitet; möchte man nicht schreiend und voller Angst und Verzweiflung sein, wenn der letzte Atemzug naht, den man oft in Albträumen vorwegnimmt, wie Pauline es in ihrem Gedicht „Schrei" beschreibt:

Ich schlafe unruhig.
Ich träume von Krankheit.
Ich phantasiere vom Sterben.
Ich wache auf und schreie.

In dieser Not denken viele an Sterbehilfe. Vermutlich hat jeder Mensch, der weiß, dass er sterben wird, schon den eigenen Partner oder den Arzt darum gebeten: „Lasst mich nicht krepieren." Oder „Helfen Sie mir?" Auch das macht Not, und zwar den Gefragten oder auch ungefragt Zusehenden, die wissen, dass aktive Sterbehilfe verboten ist. Und den Kranken, die nicht genau wissen, worauf sie sich verlassen können. Wird der Arzt auf ein Zeichen hin die letale Dosis Schmerzmittel verabreichen? Und auch erst dann? Wird man noch selbst dazu in der Lage sein, das Zeichen zu geben? Werden die Kinder es nicht als ein Verlassenwerden empfinden, wenn die Mutter ihr eigenes Ende beschleunigt? Themen, die in der Begleitung wichtig sind, die tabuisiert sind und doch angesprochen und durchgesprochen und -gefühlt werden müssen. Häufig ist es besser, wenn die kranke Person das mit jemandem besprechen kann, die nicht Familienmitglied und damit „parteilich" ist. Denn bei den Familienmitgliedern wird es ein Auf und Ab geben: Manchmal wünschen sie sich, es möge bald vorbei sein. Und manchmal klammern sie sich. Oft jedoch möchten sie einfach nur einen „normalen Alltag" leben.

Insbesondere wenn eine Person in ihrem familiären Umfeld lange schwer krank ist, sind Angehörige oft in grenzwertigen Situationen. Befindet sich die Kranke im Übergang, kann es sein, das der Partner sie schüttelt und schreit: „Nein!!" und den Notarzt holt, der alles tut, um sie aus der Todeszone herauszubekommen.

Pauline hat sich – nach langen inneren Kämpfen – entschieden, daheim zu bleiben, weil sie den Alltag mit der Familie, mit den Kindern liebt. Das, was sie „mein Leben hier" nennt. Während ich dies schreibe, ist Pauline in einer Phase des Hin und Her. Immer wieder – manchmal gegen ihr in den Wind geschrieenes „Warum?!" – kann sie das Leben genießen. Erst spät, als dieses Buchprojekt bereits in Arbeit war, wusste sie genau: Ach, dafür ...

Gedichte von Pauline C. Frei

Habe gehört: Mit Krankheitseintritt muss alle Scham abgegeben werden.

Scham schützt mich?

Ich warte auf jemand, der mich wäscht.
Wenn ich Glück habe, kenne ich sie oder ihn schon.

Werde gezerrt, gehoben und geschrubbt.
Der feste Griff tut weh.
Ich friere im kalten Bad.
Die Seife brennt mir in den Augen.
Der Waschlappen ist zu heiß.
Ich traue mich nicht, nach meinem Lieblingsduft zu fragen.

Nacktheit macht scheu und verwundbar.
Scham beginnt oberhalb der Gürtellinie.
Vor den Ausscheidungsproblemen.

Ich kann wählen
zwischen brennenden Seifeneinläufen
oder schmerzhafter manueller „Stuhlganghilfe",
zwischen Gewindeltsein und Auslaufen.

Scham, wo bist du?
Scham, was ist das?

Und jetzt sagt nicht: „Meinem Opa ging's ähnlich."
Es geht um meine Würde und meine Scham.

Reduziertes Menschsein

Wird man krank und kränker,
dann werden die Handlungen klarer und eindeutiger.

Hilfe richtet sich mehr und mehr nach den körperlichen Grundfunktionen,
Sprache und Themen sind derb und unverblümt, Tabus gibt's nicht mehr.

Zielgerichtete ordinäre Bedürfnisbefriedigung.
Leben mündet in einfaches, banales Sein.
Menschsein ist reduziert.

Durch meinen Kopf flitzen Hebammenfragen:
„Hat's Baby geschlafen, getrunken, geschissen?"

angst

in allen zellen
heftige schmerzen,
jede muskelfaser zuckt,
jede nervenzelle flattert,
der ganze körper bebt,
verkrampft,
total überstreckt,
steif wie eine holzpuppe,
mein herz pumpt wie wild,
die lunge kämpft,
alle muskeln arbeiten auf hochtouren,
um die botenstoff-überschwemmung zu verarbeiten.
der stoffwechsel tut sein bestes.

ich weiß, ich weiß, ich weiß,
immer wieder aushalten,
aber alles tut so weh,
heute bin ich
verzweifelt ...

angst.

Was es alles gibt:

Es gibt,
1000 Pillen und 1000 gute Ratschläge,
100 Hilfen und gut gemeinte Wünsche,
unzählige Spezialisten und genauso viele Therapien,
es gibt die Kirche, es gibt Gott,
und es gibt Euthanasie ... (oh Verzeihung, darüber spricht man nicht).

Nichts ist umsonst

Krankheitsrisiken müssen ausgehalten werden,
Schmerznebenwirkungen sind unberechenbar.

Leben mit Krankheit ist zutiefst risikoreich
und gespickt mit zahllosen, unvorhersehbaren Nebenwirkungen.

Es gibt keine (legale) Pille,
die einem den qualvollen Weg nimmt,
und keine Tropfen,
die Verzweiflung und Schmerzen wirklich stoppen.

Nichts ist umsonst,
und der Tod kostet das Leben.

232 Runden bis zum K.o.

Runde 1:
Schmerzen,
Schwäche,
Krampf,
Leid.

Leid,
Krampf,
Schwäche,
Schmerzen.

Runde 2:
Schmerzen,
Schwäche,
Krampf,
Leid.

Leid,
Krampf,
Schwäche,
Schmerzen.

Runde 3:
Schmerzen,
Schwäche,
Krampf,
Leid.
:

Runde 99:
Schmer
Schwä
Kra
L

Runde 232:
K.O. und TOD (grausam, endlos, lange)

Schrei

Ich schlafe unruhig.
Ich träume von Krankheit.
Ich phantasiere vom Sterben.

Ich wache auf und schreie.

Teil 8

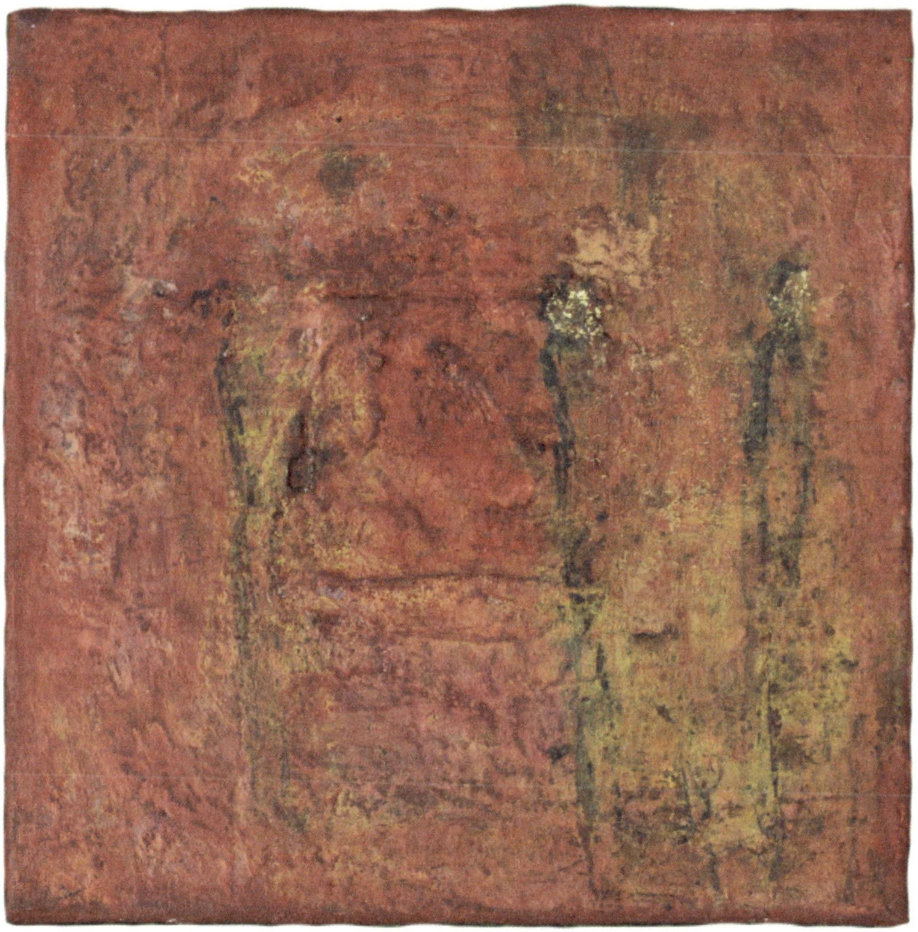

Loslassen

Einleitung von Michaela Huber

Nicht das Loslassen tut weh, sondern das Festhalten.

Pauline schreibt dies in ihrem Gedicht „Loslassen". Welch eine Erkenntnis. Wie kann ein Mensch das Leben so lieben, wie sie es tut, mit jedem noch so mühsamen Atemzug – und das Leben gleichzeitig loslassen? Hält man nicht automatisch fest, klammert sich an jeden Strohhalm, versucht alles, wirklich alles, um das Leben festzuhalten? Ganz sicher ist das so. Und doch kann es gleichzeitig etwas anderes im Menschen geben, das dem Loslassen „zuarbeitet".

Wenn ich darüber nachdenke, fällt mir ein, wie ich einmal fast gestorben bin. An einem lächerlichen Hustenbonbon, das ich aus Versehen beim Lutschen in die Luftröhre bekam. Und wie sofort eine Kaskade von Gedanken und Gefühlen in mir ablief. Äußerlich kämpfte ich wie eine Wilde, meine Nase war zu, weil ich ja erkältet war, und ich bekam keine Luft mehr, ruderte mit den Armen, um die vor mir laufende und mir etwas erzählende Freundin auf mich aufmerksam zu machen, rang nach Atem, der vollständig blockiert war, bekam Todesangst und wollte verzweifelt unbedingt, unbedingt Luft holen. Und gleichzeitig lief mein Leben vor meinem geistigen Auge ab: tausende von Bildern und Szenen in blitzschneller Aufeinander- und zeitlicher Reihenfolge, von den frühesten gespeicherten Bildszenen an; mit einem gewissen Erstaunen registrierte ich – während ich gleichzeitig um mein Leben kämpfte –, welche Bilder, die offenbar eine zutiefst moralische Instanz in mir ausgesucht und gespeichert hatte, mein Gehirn mir als „Kopfkino" darbot. Die Bilder stammten aus meinem Langzeitgedächtnis und waren Momentaufnahmen. Sie zeigten, wo ich etwas nicht gut gemacht hatte, aber auch ganz viele Szenen, in denen ich Tiere oder Menschen beschützt hatte oder freundlich zu ihnen gewesen war. Dazwischen folgten fast neutrale Bilder von etwas, das ich betrachtet hatte: Landschaftsszenen; mir vertraute Menschen, die um einen Tisch herum sitzen ... Jahr für Jahr lief mein Leben vor mir ab, und ich wusste mit einem tiefen inneren Wissen – während ich auf einer anderen Ebene meines Wesens nach wie vor verzweifelt um mein Leben kämpfte: Wenn die Bildkaskade im Heute angekommen sein wird, bin ich tot. Und etwas in mir war damit einverstanden. Von den Bildern her etwa zwischen dem 13. und dem 14. Lebensjahr angekommen, gelang mir mit der letzten verbliebenen Luft in der Lunge ein kleiner Huster – und das Bonbon flog in hohem Bogen aus meinem Hals. Dieses Ereignis hätte ich sicher längst vergessen – wäre da nicht jenes seltsame Erleben der vor mir ablaufenden, zeitlich und nach moralischen Gesichtspunkten sortierten Lebensbilder gewesen. Und das Wissen: Wenn die Bilder und der Kampf zu Ende sind, wird es ganz in Ordnung sein zu sterben. Seither fürchte ich mich vor dem Sterben weniger, lebe aber vielleicht noch ein wenig lieber. Und habe großen Respekt vor meiner inneren unbestechlichen moralischen Instanz, die offenbar genau weiß und registriert, was gut und was schlecht (oder nicht gut genug) ist ...

Vermutlich ist es für jeden Menschen anders, dieses Loslassen. Wir sind ja nicht nur angesichts des Todes dazu aufgefordert, wenn auch da besonders. Loslassen müssen wir: Menschen, die uns verlassen oder die wir verlassen. Lieb gewordene Dinge, die verloren gehen oder zerstört wurden. Orte, die sich unwiederbringlich verändern, unwiederholbare Augenblicke ... In jedem Moment des Lebens müssen wir etwas loslassen: den vergangenen Moment. Manche Menschen können das besser, manche schlechter. Manche bleiben in der Trauer um Verlorenes verhaftet und können sich dem Jetzt und dem Morgen nicht zuwenden. Andere laufen vor jeder Trauer davon und glauben: „Heute hier, morgen dort, das macht mir gar nichts, ich schaue nie zurück.“ Traumatisierte Menschen werden von ihrem Gehirn dazu gezwungen, gleichzeitig die vergangenen traumatischen Inhalte zu meiden und sie entweder zu wiederholen oder zu reinszenieren. Auf diese Weise kehren die alten Schrecken immer wieder. Man kann laufen, so weit die Füße tragen, und wird doch immer wieder von ihnen eingeholt.

Als junger Mensch ist mir das plötzlich klargeworden, und ich habe die Erkenntnis damals in den Satz geprägt: „Unglücklich sein kannst du überall – glücklich nur in dir selbst.“ Mein eigenes Unglück anzuschauen gab mir damals die Möglichkeit, es loszulassen. Später habe ich das als Traumatherapeutin noch sehr oft erlebt.

Das Thema beschäftigt aber auch alle Menschen immer wieder einmal, zumindest dann, wenn sie sich gelegentlich Zeit nehmen, über die wirklich wichtigen Dinge des Lebens nachzudenken. Werden Prominente zum Beispiel gefragt, welches Lebensmotto ihnen das liebste sei, dann wählen sie auch heute noch sehr häufig diese Bitte des evangelischen Theologen Reinhold Niebuhr aus dem Kriegsjahr 1943:

Gott gebe mir die Gelassenheit,
Dinge hinzunehmen,
die ich nicht ändern kann;
den Mut, Dinge zu ändern, die ich ändern kann;
und die Weisheit, das eine vom anderen
zu unterscheiden.

Ganz offenkundig ist wahre Gelassenheit schwer zu erreichen. Etwas hinnehmen, das man nicht ändern kann, damit ist hier gerade nicht Resignation gemeint oder „den Kopf in den Sand zu stecken“, denn der nächste Teil des Satzes fordert auf, Dinge zu ändern, die man ändern kann, und erbittet den Mut dazu. Und im letzten Teil wird um die Weisheit gebeten, das eine vom anderen zu unterscheiden. Wann kämpfen, wann loslassen und wie beides „unterscheiden"?

Oft müssen wir beides zugleich tun und hoffen, dass uns die Weisheit unterwegs zuwächst, nicht zuletzt aufgrund der Erfahrung, die wir mit beidem machen.

Wenn wir verletzt, krank oder verzweifelt sind, können wir trotzdem wachsen – auch diese Wahrheit können wir der Bitte von Niebuhr entnehmen. Jede Minute Zeit, die uns bleibt, kann uns Verstehen lehren, kann uns zum mutigen Handeln und/oder zum gelassenen Hinnehmen herausfordern. Wie häufig habe ich schon Menschen, die beispielsweise während eines schweren Unfalls im Wagen eingeklemmt waren oder als Geisel mit einer Waffe bedroht worden waren oder durch eine Verletzung oder durch schwere Krankheit dem Tode nahe waren oder in einem ständigen Klima der Todesbedrohung lange Zeit verbringen mussten – wie oft habe ich solche Menschen sagen hören: „Ich habe gewechselt zwischen totaler Aufgabe und dem verzweifelten Kämpfen, da herauszukommen." Neurophysiologen kennen beide Zustände. Einerseits das „Submit" (die totale Unterwerfung), wenn Blutdruck und Herzschlag stark absinken und die Muskulatur erschlafft. Andererseits das „Fight or Flight" (Kämpfen oder Fliehen), beides verbunden mit einem starken Anstieg von Blutdruck und Herzfrequenz und einer besonders starken Durchblutung der Muskeln. Offenbar ist unser ganzer Organismus darauf eingerichtet, die Herausforderung „Kämpfen und Festhalten oder Aufgeben und Loslassen" in akuter Todesnähe noch einmal ganz besonders zu erleben und zu durchleiden.

Weniger gut vorbereitet ist unser Organismus darauf, dass wir eine lange Krankheit, die immer wieder Todesnähe-Situationen beinhaltet, und ein langes Siechtum hinnehmen müssen, vielleicht weil wir früher an vielen Krankheiten sehr viel schneller gestorben wären. Wer sich in dieser wenig beneidenswerten Situation befindet, eine sehr lange „Häutungsphase des Körpers" mitzumachen, wird häufig stark wechselnde körperliche und seelische Zustände erleben. An einem Tag – manchmal in einer Minute – Wohlgefühl und das Empfinden: „Ich lebe, das ist gut so, und ich genieße es." An einem anderen Tag – manchmal in der nächsten Minute, und manchmal sogar gleichzeitig, auf einer anderen Ebene: „Ich bin dabei zu sterben, es geht dem Ende zu." Hier muss der Mensch lernen, dass Loslassen nicht gleich Aufgeben ist. Und dass Festhalten und Kämpfen sehr weh tun und mehr Leid erzeugen können.

Loslassen bedeutet für den unheilbar kranken Menschen etwas Ähnliches wie für den weisen, und wenn wir Glück haben, werden wir weise, bevor wie sterben. Loslassen bedeutet hier nicht Aufgeben, sondern – wie Buddhisten sagen – sich von allen Anhaftungen zu lösen und ist damit die vielleicht schwierigste Aufgabe unseres Lebens.

Hierzu ein kurzer Text eines Zen-Meisters:*

„Unsere Befreiung vom Leiden ... kann nichts anderes sein als eine Loslösung von allen Anhaftungen. Diese Loslösung hat aber nichts zu tun mit einer weltverachtenden, negativen Geisteshaltung. Vielmehr geht es dabei um eine Änderung unserer „Einstellung" den Dingen gegenüber. Alle unsere Bemühungen um Befreiung aus ... dem Kreislauf von Geburt und Tod sollten niemals eine Verachtung der Welt sein, sondern eine Loslösung von unseren Anhaftungen an diese. Es geht darum, alles loszulassen, um alles auf einer neuen Ebene zurückzuerhalten."

Pauline hat diesen Text vermutlich bisher nicht gekannt – aber sie hat den Geist dieser Philosophie der Loslösung gelebt und lebt ihn noch. Sie liebt die Kostbarkeit jedes Augenblicks, den sie erleben kann, und gleichzeitig hat sie gelernt – und lernt sie immer noch, solange sie lebt – loszulassen, was gut ist und loszulassen, was Leid ist.

So schreibt sie in ihrem Gedicht „Sein und Jetzt":
Keine noch so große Verzweiflung,
kein unerträglicher Schmerz
bleibt.

Kein Glück der Erde,
keine noch so schöne Zeit
bleibt.

Man bekommt das eine – das Loslassen des Leidens – nur um den Preis des anderen: zutiefst anzunehmen, dass man auch das Schöne des Lebens vorbeiziehen lassen muss. Denn Festhalten tut weh. Loslassen jedoch ermöglicht es, alles zu „haben" und innere Freiheit zu gewinnen. Diese Erkenntnis ist Pauline zwar letztlich geschenkt worden, doch bis dahin musste sie lange Zeit mit Kämpfen und Festhalten, Aufgeben und Loslassen, wieder Kämpfen ... verbringen.

Sie meinte sinngemäß dazu: „Heute traue ich mich zu sagen, weil ich es so fühle und erlebe, ohne überheblich, sondern vielmehr Mut machend sein zu wollen; um Leid loszulassen, braucht es vor allem Zeit, Offenheit und Vertrauen sowie gutes und gründliches Hinschauen, Hören und Spüren (nach innen und außen). Und dann muss man sich trauen, den Weg, der einem Schritt für Schritt angeboten wird, zu gehen!
Noch zu gut kann ich mich daran erinnern, wie schwer mir früher jede Entscheidung fiel und wie hart neues Vertrauen und Mut erkämpft werden mussten. Auf keinen Fall will ich all die Ängste und Nöte, die man erlebt, wenn der ‚dunkle

* Zensho W. Kopp, Zen und die Wiedergeburt der christlichen Mystik. Darmstadt: Schirner, 2004.

Sumpf einen umgibt‘ bagatellisieren oder ‚klein machen‘, ich möchte aber Mut machen, dass es möglich ist, Leid loszulassen.“

Was geholfen hat, war ihre wieder und auf einer neuen Ebene belebte Fähigkeit, ihr Bewusstsein zu verändern. Statt wie früher automatisch zu dissoziieren, lernte sie durch Übung, ganz gezielt ihren Körper seinen Kampf kämpfen zu lassen, während ihr Geist und ihre Seele das „Losfliegen“ und Loslassen übten. Nicht immer gelingt es – besonders wenn die Schmerzen so unaushaltbar sind, dass alles Wahrnehmen nur darauf fokussiert ist. Doch sobald es gelingt, die Schmerzen etwas mehr ins noch eben Aushaltbare zu bringen, kann sie sich wieder loslösen. Was sie dabei gewinnt? Nicht weniger als geistig-seelische Freiheit.

Gedichte von Pauline C. Frei

Kraftlied

Kraft – du Lebensatem –,
man sagt,
du willst mich ganz verlassen ...
Ach
– warte noch ...

Spürst du,
mein Geist, mein Herz
und auch die Seele
brauchen noch Zeit im Hier
– warte ...

Kraft,
ich kann fühlen,
du wirst schwächer ...
Ach
– warte noch ...

Bedenke,
das Lachen und die Liebe
halten noch am Leben fest!
– Warte ...

Kraft, du Windhauch des Lebendigen –
warte ...

Warte doch auf mich.

Leben loslassen – Sterben zulassen

Leben loslassen:
gehen, arbeiten, kochen, basteln, einkaufen, schwimmen ...
– habe ich losgelassen.

Leben loslassen:
Ärger, Streit, Last, Leid, Furcht, Krampf, Zorn, Kampf, Angst, Wille ...
– durfte ich loslassen.

Leben loslassen:
Nähe, Liebe, Wärme, Geborgenheit, Freuden, Zärtlichkeit, Küsse,
Gehaltenwerden, Streicheln, Lieben ...
– auch loslassen?

Sterben annehmen:
Alles Wichtige geklärt haben – Gelassenheit zulassen,
zurückblicken und erkennen, es gab viel Liebe und Wärme – Glück spüren,
nie das Ziel aus den Augen verloren, immer gekämpft und zum Schluss
gewonnen!

Sterben annehmen:
Von hier gehen, alle Lieben zurücklassen – dazu ja sagen,
Trauer und Schmerz zulassen – was bleibt anderes?
Spüren, ich bin auf dem Weg nicht allein – Liebe trägt.

Sterben annehmen:
Bereit sein für das, was kommt – Geborgenheit erahnen,
Träume vom Jenseits zulassen – Wünschen hilft,
die Vorstellung, ich werde „nur“ unsichtbar, schützt,
glauben können, der Weg ist nicht zu Ende – sondern fängt an.

Leben loslassen heißt, Sterben annehmen ...

Verwandlung eines „unliebsamen Gastes"

Ich frage mich:
Ist es nötig, für alle sichtbar „den Herrn Tod" ins Haus zu lassen?
Ihm gar einen Platz anzubieten, um ihn so mit der Familie bekannt zu machen?

Ich glaube nicht.

Zudem kommt der „ungebetene Gast" schon von allein – uneingeladen,
eben dann, wenn's Zeit ist.

Mir scheint viel besser, meiner Familie, den Kindern zu zeigen, vorzuleben,
was der einst „dunkle Gesell" mit mir gemacht hat,
welche Wunder der Veränderung durch Offenheit möglich sind.

Sie spüren zu lassen, wie für mich aus dem „gefürchteten Sensenmann"
tatsächlich – nach und nach – (fast) ein lieber Gast wurde.

Ein Gast, den ich, wenn ich ehrlich bin, nicht unbedingt einladen möchte,
den ich jedoch nicht mehr absolut ablehne, nicht mehr zutiefst fürchte.

Mit der Zeit – ich gab ihm eine Chance –
erlebte ich eine wundersame Verwandlung:
Er verwandelte sich, weil ich's zuließ, in einen „Engel".

Kaum zu glauben,
aus dem finsteren, dunklen Kerl wurde ein zauberhafter Engel,
den ich irgendwann, wenn's Zeit ist, sogar ins Haus, an mein Bett bitten werde,
und er wird mir dann sicherlich beim Lösen und Losfliegen helfen.

Warum?

Ich bin krank, ich werde wohl vor euch sterben.

Warum?

Vielleicht, weil ich vorausgehen muss?
Vielleicht, weil ich Wissen geschenkt bekomme?
Vielleicht, weil's einfach mein Weg ist?
Vielleicht, weil mir die Kraft dafür zuwächst?
Vielleicht, weil ich unterwegs sehen und hören darf?

Ich bin krank, ich werde wohl vor euch gehen.

Weil?

Das mein Weg ist!

Kein Schritt, keine Station ist umsonst,
auch wenn ich den Sinn oft erst auf den zweiten oder dritten Blick erkenne,
und meist kann ich den Weg dann bejahen.

Lösen – Finden

Um leben und um sterben zu können

– da zu sein und loszulassen –,
muss ich das Gestern verlassen und das Morgen vergessen.

Nur wenn ich mich aus deren Schatten und Enge löse,
kann ich die volle Kraft der Sonne genießen und die Liebe finden.

Loslassen

Lange hielt ich krampfhaft an jedem Strohhalm fest.
Ich klammerte mich an jedes Stückchen Treibholz, das mir begegnete.
Die minimalste Chance schien meine letzte Rettung.
Mein Kopf war besessen von der Suche nach Sichern und Halten.
In meinem Innern drehte sich alles darum: Wie, wo und was kann helfen?
Meine Kraft war gebunden an verzweifeltes Festhalten.

Ich fühlte:
So kann meine Seele niemals fliegen.

Ich hörte:
Nicht das Loslassen tut weh, sondern das Festhalten.

Ich versuchte:
mich Stück für Stück zu lösen.

Ich spürte:
Mir wird angenehme Leichtigkeit geschenkt.

„Nicht das Loslassen tut weh, sondern das Festhalten."

Sein im Jetzt

Keine noch so große Verzweiflung,
kein unerträglicher Schmerz
bleibt.

Kein Glück der Erde,
keine noch so schöne Zeit
bleibt.

So sicher wie sich der Globus immer weiter dreht,
so sicher ist die ständig fließende Veränderung von Leid und Glück.
Nichts bleibt.

Das zu wissen, macht mich frei.
(Trost für das Glück: Geschenke gehen nicht verloren.)

Liebesentscheidungen

Ich liebe meine Familie,
ich liebe es, hier zu Hause zu sein,
in unserem kleinen, aber feinen Holzhaus.

Ich liebe mein Zimmer, in dem ich seit Jahren liege,
den Blick aus dem Fenster in die Baumkrone und den Himmel.
Ich liebe unser Ehebett, mit allen Vertrautheiten,
meine Intimsphäre und Liebesgeschichten – an die mich hier Vieles erinnert.

Ich liebe das Hören der Wasserspülung vom Bad nebenan,
das Erkennen am Tritt, wer die Treppe hochkommt,
das Hallo der Jungs, wenn sie heimkommen,
das Wissen, hier bin ich zu Hause – ich kenne mich aus.

Ich liebe den Geruch in unserm Haus,
die Sicherheit, die ich hier habe, weil alles vertraut ist.
Sogar der Fleck an der Wand und der Sprung im Spiegel
erzählen mir eine Geschichte aus meinem Leben.

Ich liebe es hier zu sein,
und doch träume ich manchmal von einem anderen Ort,
wo ich z.B. nur auf einen Knopf drücken muss
und es kommt jemand, der mir liebevoll die Hand hält ...

Aber dann müsste ich mich schon jetzt
von all dem, was ich liebe,
und einem großen Teil meines Lebens verabschieden.

Das kann ich nicht.

Der nächste oder der letzte Schritt

Das Gefühl, zerrissen zu sein,
sich entscheiden zu müssen,
Für und Gegen abzuwägen,
bleibt,
solange man lebt.

Und wenn es zum Schluss die Entscheidungen sind:
Bleibe ich daheim oder gehe ich doch in ein Hospiz?
Lasse ich dem Körper seinen Lauf oder erlaube ich mir „Sterbehilfe?"

Solange man hier auf Erden ist,
wird man aufgefordert, sich zu entscheiden!

(Und meist kann dir keiner den nächsten Schritt abnehmen ...)

Teil 9

Zum Tod

Einleitung von Michaela Huber

... ich darf aussortieren nach Wichtigkeit und Wohltat.
Es zählt nur noch, was gut tut.
Wer darf in seinem Alltag so leben?
Wer kann so frei von allen Zwängen und Pflichten sein?

Ich bin frei!
Das sind wohl die Vorzüge der Endzeitphase.

Pauline C. Frei schwebt immer wieder in dieser „Endzeitphase" zwischen dem, was sie – schon fast von außen betrachtend – Zwänge und Pflichten nennt, und dem, was für sie Freiheit ist. Natürlich drängt sich eine Frage auf: Freiheit gewinnen, um dann sofort zu sterben?

Nein. Das Sterben ist das eine. Freiheit das andere. Um frei zu sein, muss man nicht sterben. Doch die Nähe zum Tod und/oder eine lange, intensive Beschäftigung mit Fragen nach dem Sinn der eigenen Existenz ermöglichen es manchen Menschen – wenn sie sich sehr ernsthaft und aufrichtig mit dem erlittenen Schmerz und dem erlebten und vorgefundenen Leid auseinandersetzen –, diese zu transzendieren und eine neue Freiheit zu gewinnen. Pauline hätte vermutlich auch mit den Pflichten und Zwängen eines körperlich gesunden Alltagslebens ihre Freiheit nicht mehr verloren. Und dieses Buch kulminiert nicht im Thema Sterben und Tod. Sondern es beschreibt, wie eine Frau angesichts einer schweren Krankheit und des drohenden Todes (niemand weiß, wie der Krankheitsverlauf wirklich sein wird) eine Freiheit und Freude in ihrem Leben gewonnen hat, mit der sie gut noch lange weiterleben könnte/möchte.

Ist der Tod das Ende des Lebens? Oder mehr eine Zäsur? Wenn seine Nähe eine wichtige, aber keine entscheidende Bedingung dafür ist, das Leid des Lebens zu überwinden, welche Bedeutung hat er dann, außer dass der Körper sich häutet und damit das, was er beherbergte, in eine andere Form übergeht? Philosophen und Religionswissenschaftler beschäftigt diese Frage auf andere Weise als vielleicht Pauline oder mich, die wir damit beschäftigt waren, Paulines Wesen zu begleiten in seiner Weiterentwicklung.

Kurz bevor ich diese Zeilen schrieb, habe ich mit Pauline telefoniert. Sie war viele Stunden in einem Koma-ähnlichen Zustand gewesen und beschrieb es so: „Erst fühlte ich eine Schwere, das war unangenehm. Und dann wurde es leicht. Und weit. Das war schön. Da hätte ich bleiben können. Ich nahm Leben und Tod wie zwei Punkte wahr. Ich fühlte sie, wie sie sich immer wieder näher kamen und sich manchmal berührten. Und doch bleiben sie immer verschieden", sagte sie staunend. Wir sprachen dann darüber: Solange man lebt, fühlt man, wie das Leben vom Tode wegdrängt. Und Pauline hat sich des Öfteren darüber gewundert, dass ihr „Lebens-Gefühl“ sich so anders anfühlte als das „Sterbens-Gefühl“, dass diese Gefühle so grundverschieden und doch so nah beieinander sind. Und sie spürte: Das Leben selbst will leben, weil es das Grundprinzip des Lebens auf dieser Erde ist, weiterzuexistieren. So kämpft das „Prinzip Leben“ auch in unserem Organismus und fordert uns auf, weiterzuleben; es zwingt den Körper und – wenn man bei Bewusstsein ist – auch das Bewusstsein zu Gedanken und Gefühlen, die sich mit dem Leben beschäftigen.

Der Tod ist auch immer da. Wie der zweite große Punkt, den Pauline in der Zwischenwelt ihres komaähnlichen Schlafes sah. Mal ist er uns näher, mal weiter von uns entfernt, und zwar an jedem Augenblick, nicht nur in den Momenten, in denen wir an ihn denken oder ihn fühlen oder im Körper bemerken. Pauline spürte: Erst im Moment des Sterbens werden sich beide Punkte vereinen; solange der Moment des Todes nicht gekommen ist, „bleiben es immer zwei“, wie sie mir berichtete.

Ist der Tod das Ende? Oder ist es wie im Lied: „Mitten im Leben sind wir vom Tod umfangen“? Sind Leben und Tod zwei „Punkte“, zwei Prinzipien, deren Vereinigung im Moment des Sterbens etwas Neues, Größeres entstehen lässt? Vielleicht kommt es darauf an, wie Pauline, wie Sie, wie ich und wie es jeweils jeder Mensch individuell erlebt. Vielleicht gibt es auch ein Gemeinsames. Hier verlassen wir nun endgültig die Basis irdischen Wissens und geraten in eine metaphysische Region – und in Dimensionen, die durch Glauben und nicht Wissen gekennzeichnet sind; manchmal auch glauben und deshalb wissen, ohne das Wissen wissenschaftlich begründen zu können.

Erinnern Sie sich an einen Text wie diesen? Die meisten von Ihnen dürften, wie ich, christlich erzogen worden sein, und dann kennt zumindest Ihr Gedächtnis diese Zeilen, die Paulus in seinem zweiten Korintherbrief formulierte, vor fast 2000 Jahren: „Darum werden wir nicht müde. Sondern wenn auch unserer äußerer Mensch verfällt, so wird doch der innere von Tag zu Tag erneuert. Denn unsere Trübsal ... schafft eine ewige und über alle Maßen gewichtige Herrlichkeit – uns, die wir nicht sehen auf das Sichtbare, sondern auf das Unsichtbare. Denn was sichtbar ist, das ist zeitlich; was aber unsichtbar ist, das ist ewig.“

Jede Religion und jede Gemeinschaft, die eine positive Spiritualität pflegt, kennt Weisheiten wie diese – es scheint sich um eine Art von „Welt-Wissen“ zu handeln, das jenseits dessen liegt, was wir beweisen können.

Mit Pauline habe ich selten über Glauben oder Religion oder gar Gott gesprochen, weil wir beide da eher negativ vorbelastet waren. Der strafende Vater-Gott, den wir in unserer Kindheit vorgesetzt bekommen hatten, selbstgerechte Bigotterie in unserer Umgebung und die bösartige negative Spiritualität, der Pauline ausgesetzt gewesen war, machten uns beide eher skeptisch und ließen uns sehr tastend und vorsichtig mit spirituellen Themen umgehen. Anfangs litt Pauline darunter, dass sie nicht „einfach so" daran glauben konnte, dass es etwas Freundliches sein könnte, das sie nach dem Tod erwarte. Sie konnte sich „Gott" nicht vorstellen, und da konnte ich ihr nicht sonderlich behilflich sein, da auch ich nach dem „strengen, weiß gekleideten alten Mann auf der Wolke", den ich aus meinem Über-Ich verbannt hatte, kein anderes personifiziertes Gottesbild mehr entwickelt hatte. Und so hielt ich mich für eine Atheistin – bis mich eine Kollegin, der ich das erzählte, daraufhin spontan auslachte, richtig lauthals auslachte. „Gott oder wie auch immer du es nennen willst, ist die Liebe, das weißt du doch. Und du hast so viel davon in dir und lebst sie – und du willst eine Atheistin sein?" Sie konnte nicht mehr aufhören, sich vor Lachen auszuschütten. Für die Erkenntnis, die sie mir damals vermittelt, und die weitere Entwicklung, die sie damit angeregt hat, bin ich sehr dankbar.

Für Pauline jedenfalls, die ihren ganz eigenen Weg gegangen ist und geht, ist aus dem schrecklichen „Gevatter Tod" längst ein Engel geworden, von dem sie zunehmend spürt, dass sie ihn auch in ihrer Nähe haben kann. Immer häufiger befindet sie sich für gewisse Zeit (aber was ist schon Zeit in dem Zustand?) in der „lichten Weite", die ihr so gut gefällt. Sie kann dann zwar nicht, was sie sonst, wenn sie viele Stunden allein wach liegt, sehr häufig macht, bewusst ihre Gedanken und ihr Fühlen weiterentwickeln. „Aber auch so wirkt alles, was ich erreicht habe und was wir gesprochen haben, in mir weiter, auch in dem Zustand. Und ich fühle mich getragen." Wie oft hat sie sich bei mir bedankt dafür, dass ich diesen Weg mit ihr gehe: „Ich kann gut fühlen, wie Sie mich mit tragen." Gesehen haben wir uns seit Jahren nicht mehr, aber meine Stimme und meine Texte begleiten sie. Vielleicht bin ich für sie inzwischen auch ein Wesen wie jene, die sie vor Jahren plötzlich und seither oft wahrnehmen konnte, die sie freundlich begleiten und von denen einige – im Gegensatz zu mir, die ich sie nur bis zur Schwelle begleiten kann – auch „hinübertragen" können.

Immer wieder – wie gerade heute, an dem Tag, an dem ich diese Zeilen schreibe – war sie nahe am „Hinüberschweben", bis ihre Kinder und ihr Mann diesen Zustand doch nicht aushielten und sie – wie sie es aus der Ferne wahrnahm – durch „Klopfen und Schütteln" wieder zurückholten. „Ich hätte gut dort bleiben können", sagte sie. „Und", fragte ich, „wie war es für Sie, dass Ihre Familie Sie heute wieder zurückholte?" „Ach ..." Und ich hörte, wie sie dabei lächelte. Leben? Sterben? Welche Bedeutung hat das, wenn man diesen Zustand erreicht hat?

Ja, Pauline lebt gern, und sie möchte gern – natürlich möglichst schmerzarm – weiterleben. Gleichzeitig ist sie frei, und das ist zu spüren. Noch berühren sich die beiden Punkte „Leben" und „Tod" nicht, sie nähern sich nur an und driften dann wieder auseinander.

Es gab Momente, in denen sie meinte zu fühlen, schon mal „mehr drüben als hier" zu sein. Manchmal war es ein schrecklicher körperlicher Kampf, nach dem diese Erleichterung des „Hinüberschwebens in eine helle Weite" für sie erlebbar war. Manchmal „fiel" sie „tiefer und tiefer, erst ins Dunkle", hatte große Angst und Atemnot, bevor es eine Art Flügelschlag gab, von dem sie sich hinaufgehoben fühlte. Manchmal schwebte sie einfach wie von selbst vom Schlaf aus auf jene freundliche Helligkeit zu. Vor Jahren schon, als sie diese konkrete Erfahrung noch nicht gemacht hatte, waren wir auf die Suche gegangen nach Bildern, die sie herbeiholen konnte, wenn die Qualen zu schlimm wurden und sie sich vor dem Tod so fürchtete. Damals konnte sie sich noch nicht vorstellen, selbst zu fliegen. Aber es gab ein Bild, das ihr schließlich sehr half: Sie sah sich an einem großen Wasser entlanggehen, die Schnur eines bunten Drachens in der Hand. Und sie konnte an etwas glauben, nämlich daran, dass es den Moment geben wird, an dem der Drachen so viel Wind bekommt, dass er sie – die sie schon leicht ist wie ein Vögelchen – abheben lässt und mit sich über das Wasser hinwegträgt.

Und dann spürte sie, dass sie begleitet wird. Vielleicht war die hiesige Begleitung dafür wichtig, dies spüren zu können. Vielleicht hätte sie auch von selbst diese Vision haben können: dass da „Engel" sind, dass da etwas Liebevolles ist, das sie mit trägt. Das um sie herum ist und ihr helfen wird. Sie ahnt, dass diese Wesenheiten, die wir versuchsweise Engel nennen, sich mit dem Übergang in die „andere Dimension" auskennen. Und als sie ab und an „mehr drüben als hier war", spürte sie ganz deutlich und wusste dann, brauchte also nicht nur zu glauben: Sie wird „da drüben" freundlich erwartet.

Dieses Spüren ist alles andere als selbstverständlich bei einem Menschen, der grausamer, bewusst böser, negativer Spiritualität ausgesetzt war. Wie oft habe ich erlebt, dass Menschen, die rituell misshandelt und/oder in einem destruktiven Kult gewesen waren, geradezu panische Angst vor dem Sterben hatten, weil sie fürchteten, dass dann „erst recht" die furchtbaren Menschen, die sie misshandelt und gequält hatten, die Macht über sie hätten. Und jedes Mal brauchte es eine lange Zeit der liebevollen Beziehungen, bis diese Menschen eine Art ruhiger Zuversicht entwickeln konnten: „Alles wird gut. Auch wenn ich sterbe." Vermutlich muss man erst wirklich in diesem Leben erfahren, dass Liebe stärker ist als Hass, bevor man spüren kann, dass das Sterben in ein liebevolles Aufgehobensein münden kann.

Um sich so erlöst fühlen zu können, muss man vielleicht nicht nur das Opfersein überwinden, sondern auch das eigene Gewissen erleichtern. Und so habe ich mit Pauline auch über die schlimmsten Schrecken ihres Lebens gesprochen, von denen sie fürchtete, dass sie dabei selbst Schuld auf sich geladen haben könnte. Hier hat geholfen, dass ich mich genug in der Thematik auskenne, damit sie keine Einzelheiten nennen musste, das hätte sie in ihrem geschwächten Zustand nicht mehr gekonnt. Doch über den Verlust ihrer ersten drei Kinder konnten wir zum Beispiel sprechen, und die Qual, die es für sie bedeutet hatte, diese Kinder nicht retten zu können. Sie liebt diese Kinder, das konnte ich sehr gut spüren. Um ihre lebenden Kinder und ihren Mann zu schützen, will Pauline nicht ihren Klarnamen nennen und hat sich dieses Pseudonym gegeben. Sie weiß, dass viele Menschen sich inzwischen engagieren, um Überlebenden ritueller Gewalt zu helfen und die Täter zur Rechenschaft zu ziehen.

Paulines gestorbene Kinder waren ihr ein Ansporn, ihre lebenden eine liebevolle Verpflichtung, sich aus dem Leid zu erheben, eine Stimme zu entwickeln und auf ihre Art zum Ausdruck zu bringen: Die „kalte dunkle Welt“ der Grausamkeit ist armselig. Kälte und Dunkelheit gibt es genug im Universum. Hier auf diesem Planeten haben wir eine besondere Gelegenheit bekommen: Licht und Wasser und Wärme, die Leben hervorbringen. Dieses Leben zu hüten, ihm Sicherheit, Wachstum, Gedeihen und Glück zu ermöglichen, ist vielleicht der Sinn dessen, weshalb wir hier sind. Und so hat Pauline das Leben zurückgewonnen, und mit ihm Freiheit, Helligkeit und Wärme. Dass sie dann spüren konnte: Auch in der anderen Dimension, die nach dem Leben hier kommt, ist Helligkeit, Licht und Wärme, ist Freundlichkeit, Liebe und Sinn – diese positive Spiritualität ist ihr geschenkt worden, und ich kann gar nicht sagen, wie sehr ich mich darüber freue.

Ausdruck findet ihre positive Gewissheit unter anderem in dem Gedicht „One-Way-Flug“, in dem sie sich darauf freut, erst einmal eine schöne große Runde in der neuen Dimension zu fliegen – ohne zurück zu müssen ...

Gedichte von Pauline C. Frei

Lücken-Versprechen

Der Tod ist endgültig.
Durch nichts kann die Abwesenheit eines Menschen ersetzt werden.
Die Lücke ist da ...

Ich glaube, das muss einfach ausgehalten und durchgehalten werden.

Es klingt herzlos, doch ich erahne einen großen Trost:
Bleibt der Platz vorerst leer, dann bleibt die Verbindung erhalten.
Die unausgefüllte Lücke hilft, unser spürbares Miteinander
– wenn auch schmerzhaft – zu bewahren.

Durch diese Lücke reich ich meine Hand, solange es für euch gut ist,
versprochen!
Und ihr habt die Freiheit, die offene Lücke nach eigener Wahl zu füllen.

Trauer

Wenn ich dann gestorben bin,
ist das endgültig.

Nun müsst ihr all eure Schmerzen ertragen.
Die Trauer kann ich euch nicht abnehmen.

Vielleicht kann's ein wenig trösten:
„Ich bin den Schmerz jetzt los – und frei ..."

Wolke 7

Wenn ich dann gestorben bin und von oben
– bestenfalls von meiner Wolke 7 –
nach unten schaue,
dann bin ich ganz frei,
vollkommen unabhängig
und kann wieder zusehend an allem teilhaben.

Das ist mehr, viel mehr als jetzt!

One-Way-Flug

Ich wünsche
einen beschützten Flug über die Schwelle,
sicher begleitet von Mut machenden Engeln.

Ich träume,
sie stützen mich kraftvoll mit ihrer geübten Flugkraft,
sie halten mich zärtlich mit ihrem behutsamen Wesen.

Ich träume von einem leichten, sanften Tod.

Und wenn ich dann losgelöst bin von allem engen Irdischen,
wünsche ich mir,
leicht und frei
ganz weit zu fliegen.

One-Way.
Darauf freue mich.

Vorteil der Endzeitphase

Aufschieben, hinauszögern nicht mehr nötig,
niemand zwingt und pusht mich,
nichts drängelt und drängt,
keine Pflichten fordern auf zum Handeln,
unliebsame Gäste kann ich abwimmeln,
ich darf aussortieren nach Wichtigkeit und Wohltat.

Es zählt nur noch, was gut tut.

Wer darf in seinem Alltag so leben?
Wer kann so frei von allen Zwängen und Pflichten sein?

Ich bin frei!
Das sind wohl die Vorzüge der Endzeitphase.

Todes-Kampf

Lautes Schreien, beruhige dich!
Wildes Toben, lass nach!
Frieden und Sanftmut, nehmt Einzug!

Ich höre den Wind.
Ich sehe die Wolken ziehen.
Ich fühle die Weite kommen.

Da, das leise Wiegen in den Birken,
dort, der fröhliche Tanz von Licht und Schatten,
hier, all die herrlichen Farben, so hell und bunt
– Wunder der Erde.

Ich nehme all das prachtvolle Irdische noch mal in mich auf.
Dann ist Loslassen dran.
Kann die Engel schon spüren ...

ALLEIN fliegen

Du bist, was du fühlst,
du fühlst, wie du bist.

Du suchst nach der warmen Hand, die dich hält,
du hoffst auf die Hilfe, die dich führt.

Über die Schwelle fliegt jeder allein.
Zurücklassen!
Vorrausgehen?

(Trost: Die Engel sind da, du bist nicht allein.)

Häutung

Der Körper häutet sich, Stück für Stück.
Will nichts beschönigen,
ich sage euch, das ist brutal.

Die Seele löst sich in ihrem Zeitprozess.
Qualvolles Zeitlupentempo,
es ist wie schmerzhaftes Gebären.

Eine „Wehe" nach der andern muss veratmet werden,
eine Welle nach der anderen durchlitten.
„Jede natürliche Geburt braucht ihre Zeit." (Das ist kein Trost!)

Aber sicher ist:
Nach der engsten Stelle ist alle Qual vorbei.

(„Wenn's Baby da ist, ist alles vergessen.")

Sterben

Leben ist Lachen,
Lieben ist Leben.

Mit Schmerzen und Qualen zu leben
ist keine Freude.

Sterben heißt gehen für immer,
sich lösen vom Lachen, Lieben und vom Leben.

– Sterben sagt adieu ...

Teil 10

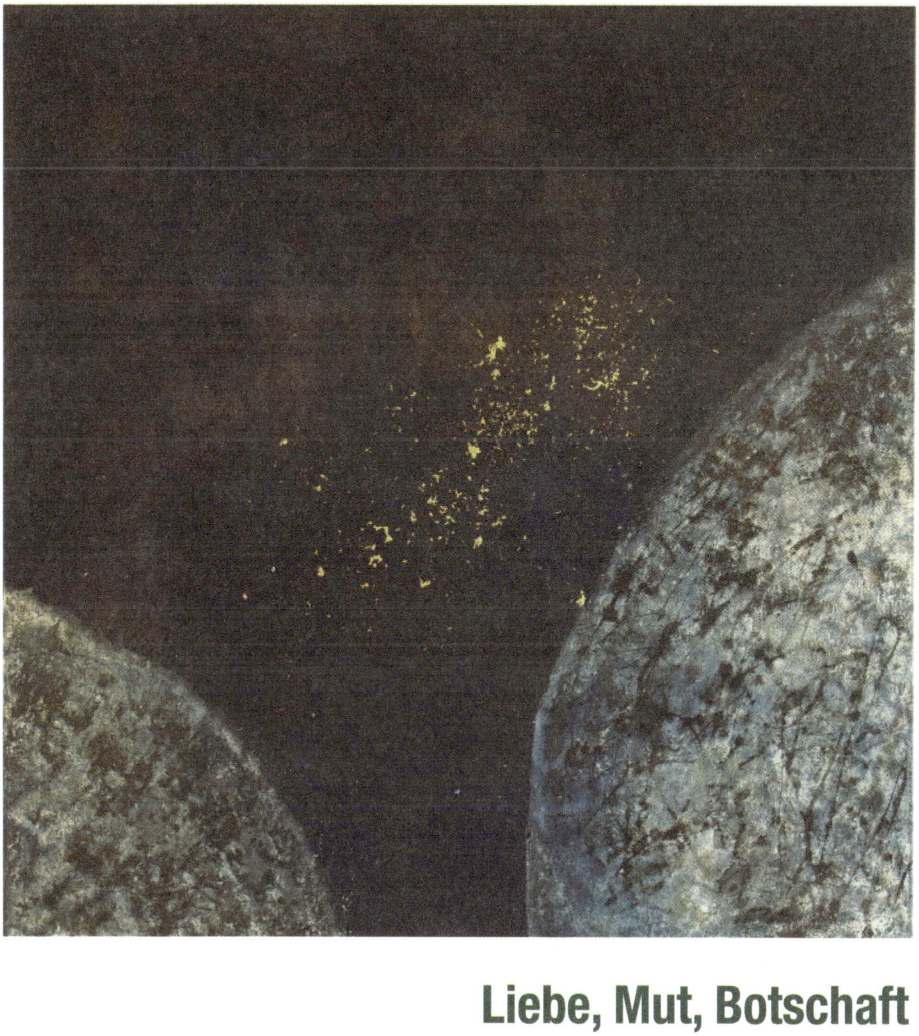

Liebe, Mut, Botschaft

Einleitung von Michaela Huber

Das Leben bietet keine Entscheidung für oder gegen Leid und Krankheit an,
aber ich habe die Möglichkeit anzunehmen,
mich von Wut und Zweifel zu lösen
und Veränderung zuzulassen.

Da ist das Grundthema wieder, Pauline greift es immer wieder auf: Schmerzen sind unvermeidlich – Leiden hängt von der Entscheidung ab. Ihre Schmerzen und ihre seelischen Qualen konnten schier unermesslich sein, wie sie in dem Gedicht „Blinde Not" zum Ausdruck brachte. Und wenn gar nichts mehr zu helfen schien, half die Erkenntnis:

In solch lauten, kalten, dunklen Zeiten
drohe ich zuerst mich,
dann dich
und dann den Blick, für die wundervolle Welt zu verlieren.

Das kann nicht gewollt sein, so wichtig bin ich nicht.

Eine Weile stand diese Textzeile am Ende von Paulines Gedichten, und ich fragte sie, weshalb. Hier das, was sie mir antwortete: „Nein, so wichtig bin ich nicht, und wenn ich nach erneuten Runden des ‚Leidkreisens' wieder das Wissen: ‚Ich bin lediglich ein Teil vom großen Ganzen, ich bin nicht so wichtig' in mir spüre, dann geht's mir besser. Wenn ich mich um mich drehe, nichts mehr wirklich wahrnehmen kann und drohe mich zu verlieren, dann nehme ich mich zu wichtig.

Diese Wahrheit kommt nach dem, dass es ein ‚Ich' gibt. Und sie hilft mir, dass ich mich nach dem Gewinn, ein Selbst zu haben, auch davon wieder lösen kann.

Und was war es schön, ‚Ich' sagen zu können und es auch zu spüren! Ein Ich, das zum Beispiel auch verreisen kann – welch ein Geschenk! Früher ging das nie, und mein Mann und meine Kinder haben mindestens so sehr darunter gelitten wie ich, und es hat mir unendlich leid getan, dass ich sah, wie gern sie mit mir wenigstens eine kurze Strecke gereist wären – aber ich hatte Todesangst und das Gefühl, bei einem Umgebungswechsel nichts mehr zu haben, das mich ankert, das mich ausmacht, mich nicht mehr zu ‚haben'. (Ein Problem, das viele dissoziative Menschen kennen, MH.) Durch die gute Beziehung zu meinem Mann, meinen Kindern und durch Ihre kontinuierliche Begleitung – auch durch die frühere Therapie und die jahrelange sichere Begleitung durch die vorherige Therapeutin, die mir damals mit viel Einsatz beim Ausstieg und Überleben half – habe ich mehr und mehr mein

Inneres zusammenfügen können. Wie gut das offenbar gelungen ist, habe ich erst bemerkt, als ich jetzt die weite Fahrt an den großen See machen konnte – und es war ganz einfach, ganz leicht. Rolf und die Kinder sind ganz glücklich darüber, und ich auch.
Es gibt viel Schönes, das geschieht und das man genießen kann, wenn man ein Ich hat. Und doch habe ich gemerkt, dass ich auch das loslassen muss, um mich von der körperlichen Qual entfernen zu können. Und wissen Sie was? Inzwischen gibt es nur noch Geschenke ...“

Was mag es bedeuten, etwas so kostbar Gefundenes, das eigene kohärente Selbst, wieder aufgeben zu müssen, um sich auch von dieser „Anhaftung“ zu lösen? Das ist eine völlig andere Situation als die, von der mir eine andere Frau berichtete: „Ich konnte immer wunderbar meditieren, das heißt, ich habe munter dissoziiert, während ich saß. Wenn der Meditationslehrer uns aufforderte, uns von unserem Ego zu lösen, musste ich innerlich grinsen: Welches Ego?“ (Auch diese junge Frau hat inzwischen staunend ein eigenes Selbst entdeckt bzw. „zusammengefügt“.)

Erst alles gewinnen, um dann alles wieder aufzugeben. Oder ist es kein Aufgeben? Mir scheint es nicht so zu sein. Pauline gibt ihr Ego wieder auf, und gewinnt damit alles: Ein sicheres Gefühl des Aufgehobenseins, eine Gelassenheit im In-der-Welt-Sein und ein schwebendes Sich-lösen-Können.

Ihre letzte SMS vor dem nächsten langen Schlaf lautete, leicht gekürzt: „Liebe Michaela, ich flieg ins Leichte und Freie! Sie sind da und warten, begleiten mich! Zwischendurch halten wir uns und wissen, alles ist nicht so schlimm. Ich fühl mich im Moment innerlich und äußerlich so frei wie noch nie. Sie spüren mich, ob hier oder dort, ja? Freiheit zu haben im Da-Sein oder nicht Hier-Sein ist das Größte ... alles ist nicht schlimm. Herzliche Grüße ...“

Das klingt schon wie eine Botschaft aus einem Zwischenreich, und vermutlich ist es auch so. Deutlich wird, wie wichtig es für Pauline ist zu wissen, dass ich „da“ bin. Und auch wenn ich sie seit Jahren nicht mehr persönlich gesehen habe, fühlt sie sich „gehalten“, und gerade das ermöglicht ihr umso mehr das Loslassen. Besser als sie selbst kann das niemand ausdrücken. Gleichgültig, wie oft sie wiederkommt und wieder losfliegt: Das, was sie in einem kaum über vierzigjährigen Leben erlebt und erreicht hat, ist mehr, als die meisten Menschen in einem sehr langen Leben je erreichen werden. Dafür ist sie dankbar. Ihr Mann und ihre Kinder sind es. Einige andere Menschen, die ihr begegnen durften. Und ich auch. Sehr.

Gedichte von Pauline C. Frei

Seelenherz

Ab und an weint meine Seele,
dann lacht und singt mein Herz.

Manchmal schwimmt oder schwebt meine Seele,
dann stolpert mein Herz.

Immer wieder trauert und schmerzt mein Herz,
dann fliegt meine Seele.

Manchmal hüpft und tanzt mein Herz,
dann zittert meine Seele.

Oft schreit und tobt, dann singt und jubelt mein Seelenherz.
Wer mag, kann mich auch „Seelenherz“ nennen.

So heißt auch du …

Zur Liebe

Liebe wächst vorsichtig.

Liebe tut gut.

Liebe trägt.

Liebe heilt.

Liebe schenkt Wärme und Licht.

Erstaunlich, wie sehr es stimmt:
Das Einzige, das mehr wird, wenn ich es verschenke, ist die Liebe!

Mut

Heute freue ich mich
über das Wissen und Fühlen
dessen, was schon lange Zeit vor mir im Innern war.
Welch Reichtum und Glück habe ich dort gefunden.

Wer schaut schon gern seinem Tod ins Gesicht?
Aber heute fürchte ich mich nicht –
ich weiß, das Dort hält, was es verspricht.

Du bist traurig –
Verzeih, grad will ich lieber lachen!
Erzähl mir etwas Schönes
und freu dich, dass wir zusammen genießen.

Manchmal ist's gut, gemeinsam zu weinen,
denn einsames Weinen tut weh ...
Jetzt aber brauch ich dein Dasein, dein Lachen – und deinen Mut.

Es ist ... („Dein Wille geschehe“)

Es ist:
Ganz nah und dicht im Hier zu sein
und zugleich in winzigen Schritten zu gehen.

Mit allen Sinnen im Augenblick zu leben
und gleichzeitig etwas anderes, Reiches zu erahnen.

Nicht mehr festhalten und klammern müssen,
sondern viel mehr treiben, fließen.
Entwicklung, Veränderung.

In jedem Moment die Liebe und das Leben genießen
und zeitgleich die endlose Weite der Gefühle im Ganzen wahrnehmen.

Mutig im Jetzt zu leben und dabei zu spüren, alles ist sicher im Fluss.
Da zu sein und doch zu gehen.

Es ist: „ Ich will leben.“
Es ist: „Dein Wille geschehe.“

Zuerst fremd, doch dann befreiend.

Sinn

Oft suchte ich nach dem Sinn meines qualvollen Weges.

Heute habe ich ihn gefunden.

Es ist:
lernen,
verstehen,
dalassen,
weitergeben.

Sinnvoll und wunderbar ist aber auch:
genießen,
lachen
und
lieben.

Unsichtbare Kette (Für den, den ich liebe)

Einander begegnen.
Vertrauen schenken.
Sich in die Augen sehen.
Nähe genießen.
Liebe entdecken.

Keine Angst haben vor deinen und meinen Schwächen.
Vertrauen auf dich und mich.

Behutsam miteinander umgehen.
Erleben, wie unsere Liebe wächst.

Eine unsichtbare Kette verbindet unsere Seelen.
Zieht uns zusammen, ohne zu fesseln.

Es wird die Zeit des Loslassens kommen
– Vertrauen pflegen –,
wissen: Die unsichtbare Kette hält.

Transzendenz

Viele Stunden am Tag bin ich mit mir und allen Qualen allein,
dann mache ich mich auf:

Ich gehe kilometerlange Wege in die unendliche Seelenweite,
ich fliege mit meinen Gedanken meilenweit durchs Gefühlsuniversum,
ich unternehme immer wieder neue Reisen in jede Region der inneren Welt.
Mittlerweile ist mir auf keinem noch so hohen Berg mehr schwindlig und
in keiner noch so trockenen Wüste fürchte ich zu verdursten.

Sicherheit trägt und Vertrauen macht stark.

Leid

Im Leid, in der Krankheit begegnet mir viel Neues:
Weil ich Zeit dafür habe?
Weil Kranksein mir Raum gibt?
Weil Leid auffordert?
Weil die Seele danach sucht?

Das Leben bietet keine Entscheidung für oder gegen Leid und Krankheit an,
aber ich habe die Möglichkeit,
anzunehmen, mich von Wut und Zweifel zu lösen
und Veränderung zuzulassen.
So kann ich „Leid" in einem weiteren, anderen Zusammenhang spüren.

Was immer ich auf diesem Weg in mir finde,
macht mich frei.
Gefühle und Gedanken eröffnen in mir neue Dimensionen
von Verstehen und Erkennen, bis hin zu einer Form von Gesundung
auf einer Ebene, die durch nichts anderes erreichbar ist, so glaube ich!

Manchmal zweifle ich: Ist das alles richtig was ich spüre?
Manchmal frage ich mich: Bilde ich es mir nur ein?
Manchmal suche ich hilflos, dann hadere ich.
Bis ich wieder stimmig weiß und spüre:
So muss sich „Heilwerden" anfühlen.

Botschaft

Viel verloren:
Dennoch – alles wird möglich.

Lange gekämpft:
Trotzdem – alles wird gut.

Endlich gefunden, gewonnen:
Ja – alles ist möglich.

Anders als gedacht, geglaubt, gehofft:
Aber – alles ist gut!

Anmerkung:
Wie ich früher diesen Satz: „Alles wird (schon) gut“ hasste.
Doch was gibt es mehr, als: „Alles ist gut“ erreicht zu haben?

Was ist wirklich wichtig?

Ist es wichtig, zum Elternstammtisch zu gehen?
Wer sagt, wann man den Rasen mähen muss?
Wie drückt man sich um den nächsten Tupper-Abend?
Welcher Kinofilm ist angesagt, was zieht man an zur Party?
Wichtig?

Wo ist die nächste Sensation? Wo wartet der Alltagskick?
Was rettet aus Trott und Zwängen?
Wie kommt man an? Wie wird man erfolgreich?
Wann findet man Zeit? Wo ist Raum zum wirklichen Leben?
Was ist wichtig?

Wer sagt, was Vorrang hat? Wo steht, was dran ist?
Wer gibt vor, wie man leben muss?
Was leitet den Alltag?
Wer bestimmt die Lebenszeit?

Wirklich wichtig ist für mich,
im Jetzt den Wind zu fühlen und
mich über die Kraft des Sonnenlichts zu freuen,
Liebe zu bekommen, Liebe zu geben,
Glück zu genießen, Wunder zu spüren.
Heute die Schmerzen im Erträglichen zu halten,
frei zu sein, denken und träumen zu können,
meine Seele fliegen zu lassen.
Wichtig ist: Heute zu (über)leben.
(Und jetzt sagt nicht, das Wichtige kommt immer zu kurz,
ich hab so viel zu tun ...)

Krisen

Immer wieder gerate ich in dunkle Krisen.
Qualvolle, endlose Leidenszeit.

Mein Herz stolpert unruhig. Wo ist Ruhe?
Schlimme, dumpfe Schmerzenszeit.

Meine Seele verkrampft sich ängstlich. Wo ist Halt?
Finstere, enge Aushaltezeit.

Zeit, Zeit, Zeit ...
Zeit, die ich nicht mehr habe.

Es ist meine Lebenszeit.
Sie ist so kostbar.

Mein ICH bäumt sich auf. (Ein letztes Mal?)
Es wird L(ich)t.

Bindung

Sei still,
rufe laut
im dröhnenden, qualvollen Lebenskampf.

Halte inne,
schwimme schnell
im wilden, tobenden Lebensfluss.

Lasse los,
suche Halt,
du ängstliches, mutiges Menschenkind.

Trau dich.
Verbinde dich.
Spüre, die Liebe hält wie ein dickes Tau.
Und hilft dir, loszulassen.

Blinde Not

Dröhnend heftige Schmerzen machen sich in mir breit.
Kaum mehr spüre ich, wie mich der Sommerwind sanft und behutsam streicheln will,
wie mir frischer, Mut machender Lebenshauch unbeirrt um die Nase weht, und
ich übersehe, wie sich tiefgrüne Blätter rauschend in den Baumkronen wiegen.

In großer Verzweiflung, inmitten des tiefen Falls,
huscht die Pracht der roten Rose, die mir anmutig zunickt, aus meinem Blick.
Mein Herz schreit laut, meine Seele wimmert,
die lebensfrohen, aufmunternden Rufe der Amseln dringen nicht zu mir.

Mir ist kalt, ich fröstele im heißen Sommer,
kaum spüre ich die kraftvolle Julisonne, ihr wärmendes Strahlen erreicht mich nicht.
Um mich ist es finster, trist und grau,
das Funkeln unzähliger Diamanten in klarer Nacht kann ich nicht sehen.

Eine blinde Not besitzt mich.
In solch lauten, kalten, dunklen Zeiten
drohe ich zuerst mich,
dann dich
und dann den Blick für die wundervolle Welt zu verlieren.

Das kann nicht gewollt sein, so wichtig bin ich nicht.

Anstelle eines Nachwortes

Zur Transzendenz

In einem Bericht über das „Leben“ von Juden in Konzentrationslagern las ich, dass in Lagern, in denen viele französische Gefangene eingesperrt und dem Hungertod nahe waren, handgeschriebene Speisekarten mit opulenten Fünf-Gänge-Menüs gefunden wurden.

Diese Menschen waren gefangen in einer Situation, an der sie nichts ändern konnten. Dennoch suchten sie offenbar nach einer Möglichkeit zu überleben, nicht verrückt zu werden und wenigstens gedanklich für eine kurze Zeit dem Horror und den Hungerqualen zu entfliehen. Diese „Speisekarten-Träume“ von bei Wasser und Brot Eingesperrten entsprechen auf gewisse Weise meinen „Flug-Träumen“, in denen ich mich vom Körper löse und an die schönsten und weitesten Orte der Welt fliege, trotz aller realen Enge.

Ist Transzendenz dann wirklich, wie oft beschrieben, etwas Spirituelles oder ist es nicht vielmehr ein Versuch, mit verzweifelten und ausweglosen Situationen umzugehen?

Veränderungen durch Krankheit

Mit Krankheit, das weiß ich heute, setzt immer Veränderung ein, ob ich das will oder nicht. Wegrennen, mich ablenken oder die Flucht in Aktionismus funktionieren nicht mehr, „immer so viel los“ gilt nicht als Ausrede; ich muss mich mit mir beschäftigen.

Kranksein machte mich oft einsam und auf verschiedenste Weisen allein und eng ... Ich gehöre nicht mehr wirklich dazu, zum „normalen“ Leben. Meine Gedanken sind gebunden, der Gesprächsstoff verändert sich und Interessen klaffen auseinander.

Sicherlich ist es für Freunde oder Bekannte auch schwer, denn wie viel schöner ist es, sich in der wenigen Freizeit mit Freude, Spaß und Lachen zu vergnügen, als bei Krankenbesuchen Leid und Tod zu begegnen.

Krank zu sein zwingt mich, innezuhalten, es wird mir eine neue, andere Form des Nachfragens und dann des Verstehens angeboten.

Im Kranksein sind Gefühle und Gedanken stark und intensiv, sie sind einfach da, ob ich das will oder nicht, ob ich mich davon bedrängt fühle oder sie am liebsten abstellen möchte. Auseinandersetzung ist unumgänglich, Verstehen zwingend nötig.

Innere Veränderungen setzen ein.

Zuerst ist das Neue, das sich mir zeigt (Weil Zeit ist? Weil's nötig ist, weil die Bedrohung dazu drängt?), befremdend und verunsichernd. Doch lasse ich es zu, lasse ich mich darauf ein, schaue ich es mir an, das Neue, dann bringt es mich Schritt für Schritt zur Veränderung. Entwicklung setzt ein, und mir wird neues Verstehen und Wachsen geschenkt. Die Krankheit fordert mich auf, mich mit mir, mit meinem Leben und dem Tod auseinanderzusetzen ...

Krankheit öffnet innere Wege

Glauben und Vertrauen öffnen innere Wege, mutiges Trauen und Sich-Wagen, einen Schritt nach dem andern machen.

Ich habe die Erfahrung gemacht, es geht immer irgendwie weiter. Nichts, keine noch so schlimme Situation, bleibt; alles ist immer in Bewegung, im sicheren Fluss.

Mir wird nur so viel aufgeladen, wie ich tragen kann – in mancher schweren Stunde zweifle ich immer wieder daran, aber tief in mir vertraue ich darauf ...

Ich durfte lernen und erfahren: „Alles wird gut!" Meist nicht so, wie ich's mir dachte oder auch gewünscht habe, aber dennoch irgendwie „gut", so wie's für mich und meine Familie gut ist/sein kann, so wie ich es tragen kann/wir es tragen können. Oft erkenne ich es erst auf den zweiten oder dritten Blick, das vermeintlich Gute, oder dann, wenn ich mich von meinen Erwartungen, Wünschen und auch Träumen verabschiedet habe.

Nicht das Geschehenlassen tut weh, sondern das Festhalten.

„Leiden hängt von der Entscheidung ab"

Eine Entscheidung für oder gegen Krankheit und Schmerz gibt es nicht im Leben, aber ich kann entscheiden, ob es Leid oder Weg ist. Ich kann wählen zwischen Leid, Wut, Trauer, Verzweiflung oder Entwicklung, Veränderung, Wachsen. „Leiden hängt von der Entscheidung ab."

„Heil werden" – trotz Krankheit

„Heil sein", mich „heil fühlen", „heil werden" ...

- heißt für mich, offen und voll Zuversicht sein;
- heißt, abgeben, loslassen und mich dabei sicher beschützt fühlen;
- heißt auch, trotz schmerzhafter Erfahrung zu spüren: „Ich habe Kraft und bekomme so viel, wie ich davon benötige, geschenkt."

Das zu wissen schenkt mir Sicherheit und immer wieder neuen Mut. „Heil sein“ ist für mich frei sein, trotz aller körperlichen Engen innere Freiheit zu haben; Kampf und Krampf, wieso und warum loslassen und wissen: „Ich bin geborgen und werde getragen.“

Ich muss loslassen, dafür kann ich, darf ich finden.

Verzweiflung wird ersetzt durch geschenkte Gelassenheitsmomente. Dazu immer wieder ein wenig gespannt zu sein:

„Was erwartet mich in meinem Innern als Nächstes, wer/was begegnet mir, was entdecke ich Neues, was lerne ich?“ Das alles ist für mich ein Teil vom Weg zur „Gesundung“.

Was kann man geben, wenn man durch Krankheit eingeschränkt ist?

Alles. Ich kann alles geben, außer körperlicher Aktivität und großer Belastung ... Liebe, Wärme, Dasein, Zeit, sich zuwenden, offenes und interessiertes Sein, Wissen, Erfahrungen ... Ich kann Mentales, Geistiges, Liebevolles, Zugewandtes geben. Wie heißt es so schön: „Das Einzige, das mehr wird, wenn ich es verschenke, ist die Liebe.“

Leben im Jetzt – alles ist in Bewegung

Ich habe gelernt, im Moment zu leben, nur den Augenblick zu sehen und das Jetzt zu genießen. Zugleich spüre ich, dass alles im Fluss, in Bewegung ist. Nichts, kein noch so schöner Augenblick ist festhaltbar, aber auch bei keinem noch so schlimmen Moment bleibt die Zeit stehen. Ich muss und ich kann nichts halten.

Wo ist der Feind? Im Morgen?
Wo ist mein Freund? In der sicheren Veränderung? Im Jetzt?

Angst zu haben ist normal

Jedes Fortschreiten und jede Verschlechterung der Krankheit macht Angst, lässt mich immer wieder auf's Neue „klein und schwach“ sein, Verzweiflung und Panik machen sich in mir breit, Gedankenkreisen hat mich erneut fest im Griff.

Ich bin so lange gefangen von und in der Angst,

- bis nach Tagen (oder je nachdem wie lange ich brauche um mich mit dem neuen Zustand irgendwie zu arrangieren, „anzufreunden“) die aufgewirbelten Gefühle sich wieder in mir absetzen. Ähnlich wie der „Schnee in einem Schüttelglas“;
- bis ich mich erneut angepasst habe und das Annehmen der neuen körperlichen Herausforderung möglich ist und
- bis ich mich dann wieder erinnert habe an all die Schätze, die in mir sind.

„Was ist wirklich wichtig?"

Meiner Meinung nach ist Heilung im geistigen, seelischen, spirituellen Sinne gänzlich unabhängig von körperlichem Gesund- oder Kranksein. Soll gesund nur sein, wer körperlich nicht krank ist? Sollen wir darum zittern, dass der Körper auf jeden Fall jung und gesund sein muss, damit wir insgesamt gesund sind? Eine solche Vorstellung von Gesundheit ist es doch wert, überdacht zu werden. In weiten Bereichen meines Wesens fühle ich mich inzwischen ganz gesund, auch wenn mein Körper seinen schweren Kampf ausficht und sich allmählich Seele und Körper voneinander lösen.

Bei mir geschieht dies, wie's aussieht, früher als beim Durchschnitt der Bevölkerung – ich bin erst Anfang Vierzig. Andere Menschen machen diesen Prozess erst im hohen Alter durch. Doch ich bin davon überzeugt: Wann auch immer der Körper sich aus diesem Leben verabschiedet – wenn die Seele noch Zeit hat zu reifen, wird sie diese Chance nutzen, Veränderung und Gesunden enden nie im Hier. Und dann, so glaube ich, wird etwas bleiben oder in eine andere Dimension hinein-„fliegen", das mit dem Körper und seiner Vergänglichkeit nichts mehr zu tun hat.

Pauline C. Frei

Marlene Biberacher über ihre Bilder

„Farben sind reale Kräfte, Taten des Lichts und Leiden." – *Goethe*

Malen ist für mich Seinsinsel. Ich bereite den Bildträger mit strukturierender Grundierung und häufig mit Fundstücken (Sand, Moos o.Ä.) vor, lege mit einer Farbe – Gelb, Rot, Schwarz – oder mit einem Gedicht die „Seele" in das Bild.

Der biblische Schöpfungsbericht beginnt mit der Erschaffung des Lichts am ersten Tag. „Im Gelb triumphiert das Licht in der Farbe, und Farbe befreit sich lichttrunken aus jeder Bindung, verströmt über alle Grenzen, will sich ausbreiten und vervielfältigen" (Goethe). Rot, die Farbe der kosmischen Erscheinung, die Farbe des Feuers; die entscheidende Tat der Kultur der Bewusstwerdung. Die rettende Farbe des Lebens. Schwarz für das, was das Feuer übrig lässt, für das Dunkel im Kosmos, für völligen Stillstand.

Ich horche nach innen und suche die sich widerstrebenden Farben in Harmonie zu bringen. Nehme Stellung in farb-poetischer Form zu meinem Erleben und Wahrnehmen. Mit dem Ausdruck des Bildes führe ich einen Dialog und ordne Symbole in Verbindung mit Farbe. Tastend erforsche ich das Material, werde mit den Farben mutig und übermütig. Ich vertiefe mich in den Entstehungsprozess und nehme das vollendete Bild dankbar an.

Häufig hält es aber dem sachlichen Blick des folgenden Tages nicht stand. Viele Bilder entstehen in sehr langen Prozessen. Sie sind wechselnden Stimmungen ausgesetzt. Dies kommt in unterschiedlichen Techniken zum Ausdruck, beispielsweise lasierend die Farbe verlaufen lassen für ein Verströmen oder den Fluss der Tränen; Kratztechnik mit Nadeln oder Skalpell als Ausdruck des Schmerzes oder einer Besonderheit; das Einarbeiten eines wertvollen handgeschöpften Papiers für einen Glücksmoment; das Überstreuen des puren Pigmentpulvers in den feuchten Untergrund als Präsenz durch Farbe. Die Verwendung von Blattgold meist synonym für die Kostbarkeit einer Begegnung.

Malen ist für mich Meditieren und Beten, aktiv und konzentriert „malt es"; ich führe aus, und doch ist alles geplant oder wird überlegt angenommen.

Das Bild bleibt immer Stückwerk, Fragment, Annäherung, Wirklichkeit durch Farbe. Die Farben selbst sind von zentraler Bedeutung, besonders wichtig ist es mir, sie zum Leuchten zu bringen.

Malen ist Freiheit die ich mir nehme, ist wie liebende Hingabe. Manchmal ist es wie ein Spiel, meist die Auseinandersetzung mit der Frage, woher wir kommen, wohin wir gehen, mit dem unvorstellbaren Anfang und dem unvorstellbaren Ende und unserem Leben dazwischen. Zuletzt soll der Titel des Bildes wie ein leiser Hinweis Bild und Betrachter begleiten.

Texte zu den Bildern

1. Himmel und Erde

Die Erde trägt uns, der Himmel umgibt uns alle. Inspiriert von J. Eichendorff – „Es war, als hätt der Himmel die Erde still geküsst, dass sie im Blütenschimmer von ihm nur träumen müsst ...” – erzählt dieses Bild von der Begegnung zweier Farben, jeweils stark und eigenständig von ihrem Ausgang und Grund her. Sobald die „Anziehungskraft“ der jeweils anderen Farbe beginnt, steigert sich die Spannung, fängt das Bild zunehmend an zu vibrieren, denn die Farben wollen eigenständig bleiben, ziehen sich an und grenzen sich doch ab. Treffen sich zärtlich an der Berührungslinie, wie Menschen sich begegnen können.

120 x 90 cm, Pigmente, Acryl auf Leinwand (in Privatbesitz).

2. Im Zentrum Feuer

Das Feuer ist der Beginn der Kultur. Im Besitz des Feuers zu sein, schützte vor wilden Tieren und der Kälte der Nacht; um das Feuer scharten sich die Menschen, um gemeinsam zu essen, und es entstanden erzählte Geschichten. Das Feuer in uns ist ein Antrieb, Zeichen für Lebendigkeit und Leidenschaft, aber auch für Vernichtung. Im Feuer wird das härteste Metall weich, um geschmiedet zu werden.

90 x 90 cm, Pigmente, Acryl auf Leinwand.

3. Schale

Dieses Bild ist etwa so entstanden wie mir Pauline den Entstehungsprozess ihrer Gedichte in ihren Briefen schildert: Sie war einfach da, diese kleine blaue Schale. Immer wenn ich etwas brauche – Kraft, Mut, einen Trost oder sonst was – und ich in diese Schale schaue oder greife, dann finde ich etwas darin. Das ist so, wie sich Pauline an schöne Orte träumt. Es hat also etwas mit der Kraft zu tun, über die wir Menschen verfügen, die uns retten kann, die etwas Rettendes in sich hat.

30 x 30 cm, Pigmente, Acryl auf Leinwand.

4. Neubeginn

Kästchen fürs Sortieren des Lebens, Spiralen für Entwicklungsrichtungen – immer wieder neu.

90 x 90 cm, Pigmente, Acryl auf Leinwand.

5. Als das Wünschen noch geholfen hat

Wie beginnt man eine Korrespondenz mit einer Frau, die man nicht kennt? In meinem ersten Brief an Pauline, so glaube ich mich zu erinnern, nahm ich Zuflucht zum Märchenbeginn: „In jener Zeit, als das Wünschen noch geholfen hat ..." Wenn Wünsche nur helfen könnten! Wie gerne wollen wir alles tun und bewirken – und wie seltsam fühlt es sich an, wenn wir ganz offensichtlich nichts bewirken können, aber aus dem Nichts ist viel geworden!

30 x 30 cm, Pigmente, Acryl auf Leinwand.

6. Ich begreife

Meditativ entstanden, auf hellem Grund drei Quadrate. Wie Flimmerhärchen an den Quadraträndern treten die Flächen mit den anderen Farben in Kontakt, im Innersten ganz bei sich, an den Rändern nach außen bezogen. Inspiriert durch die Übersetzung von Ingeborg Bachmann des Gedichts „Sereno" von Giuseppe Ungaretti:

„Heiter
...
Ich begreife mich
ein flüchtiges Bild
Hinter ein unsterbliches Licht geführt"

70 x 60 cm, Pigmente, Acryl auf Leinwand, (in Privatbesitz).

7. Solang wir sorgen

„... tragischer Klage wunderlich entstellt.
Noch ist die Welt voll Rollen, die wir spielen.
Solang wir sorgen, ob wir auch gefielen,
spielt auch der Tod, obwohl er nicht gefällt." – *R.M. Rilke*

90 x 90 cm, Pigmente, Acryl auf Leinwand.

8. Geheimnis

Bei Pauline spüre ich eine sehr tiefe Liebe zu ihrer Familie und zum Leben, und ich glaube, sie hat schon ins Paradies sehen können: Wenn man sehr liebt, öffnet das Paradies für Momente seine Pforten.

30 x 30 cm, Pigmente, Blattgold, Acryl auf Leinwand.

9. Jenseits

Nach einer Geburtstagsfeier verabschiedete meine Tochter eine gute Freundin mit den Worten: „Komm gut heim." Nichts war auffällig bei der Feier gewesen, außer vielleicht, dass sie besonders ausgelassen getanzt hatte. Einige Stunde später kam die Nachricht, dass Tina sich das Leben genommen hatte. Entsetzen, Schuldgefühle, Nicht-glauben-Wollen – all das setzte bei uns ein. In den folgenden Tagen malte ich für Tina dieses Bild: Wir wollten sie einem warmen Licht übergeben und einer Umarmung. Erst nach Abschluss der Bildauswahl erzählte ich Pauline von dem Geschehen damals und schickte ihr ein Foto von dem Bild. Sie schreibt dazu: „Das Bild für Tina spricht mich sehr an, die Hände halten und tragen, bringen und lassen los, so sehr schön und sicher."

35 x 100 cm, Pigmente, Acryl auf Leinwand, (in Privatbesitz).

10. Unendlichkeit

Zwei Kugelgebilde, die den vorhandenen Bildraum sprengen und sich in gedachter Form über den Bildrahmen hinaus fortsetzen in einen gedachten unendlichen Raum. Dazwischen Blattgoldstückchen, wie eine Sternengeburt schwebend in der unendlichen Weite des Kosmos, der uns in seiner Bläue alle umfängt; aus der Schwärze des Kosmos durch das Licht der Sonne möglich als Blau. Blau, das von allen Menschen auf der Erde gesehen wird, wenn sie ihren Blick in den Himmel erheben, verbindendes und allumfassendes Blau.

90 x 90 cm, Pigmente, Blattgold, Acryl auf Leinwand, (in Privatbesitz).

11. Lebensband

... zum Abschluss und als Symbol für die gemeinsame Arbeit an diesem Buch.

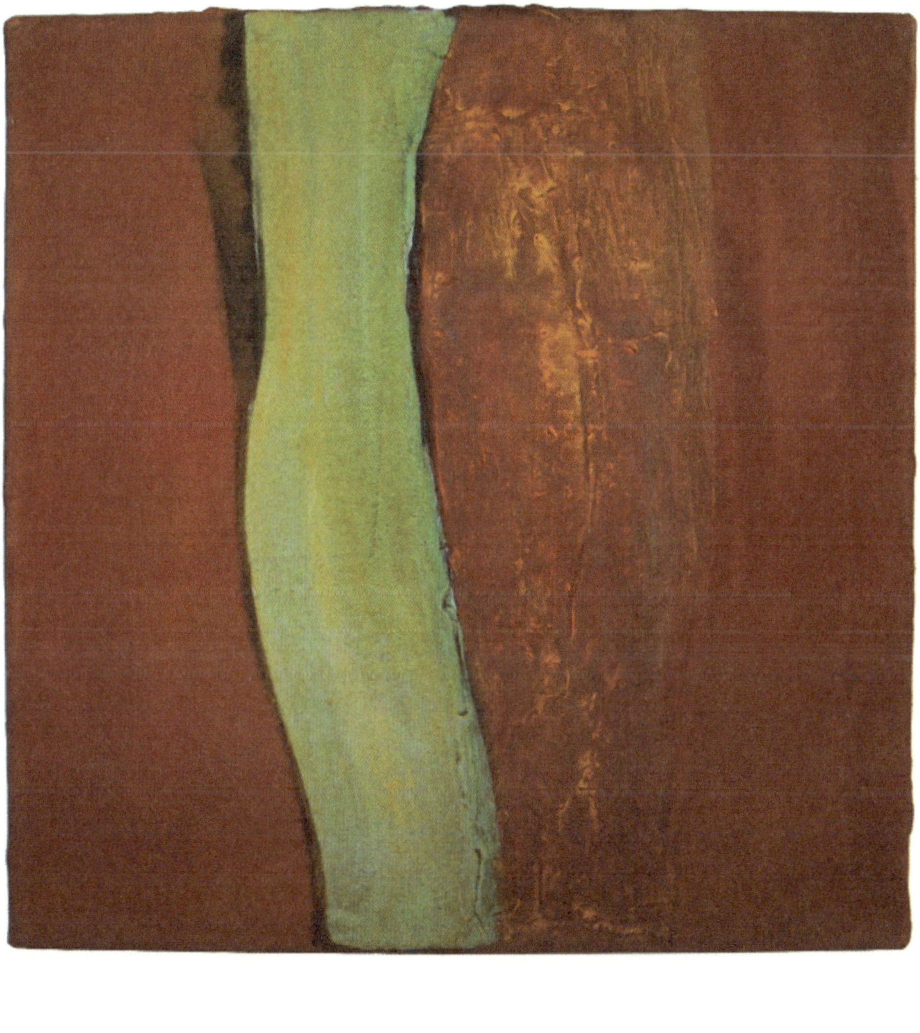

Kontakt zu den Autorinnen und zur Künstlerin

Pauline C. Frei

Jahrgang 1964, verheiratet, 2 Kinder.

Kontakte zur Autorin, Rückmeldungen zum Buch und zu ihren Gedichten sind möglich unter folgender eMail-Adresse: PaulineC.Frei@t-online.de

Michaela Huber

Jahrgang 1952, psychologische Psychotherapeutin, Supervisorin und Ausbilderin in Traumabehandlung, 1. Vorsitzende der deutschsprachigen Sektion der ISSD (International Society for the Study of Dissociation). Sie ist Mitbegründerin des Zentrums für Psychotraumatologie in Kassel.

Kontaktaufnahme über:
www.michaela-huber.com

Marlene Biberacher

Jahrgang 1953, Diplomsozialpädagogin (FH) und Traumafachberaterin (PITT). Mitbegründerin des Vereins Trauma Hilfe Zentrum München e.V. Als Malerin zahlreiche Ausstellungen in Süddeutschland.

Marlene Biberacher
Prof.-Kurt-Huber-Str. 20
D-85386 Eching

Tel.: 089-319 6447
eMail: Marbib@gmx.net

»Jetzt packe ich es an!«

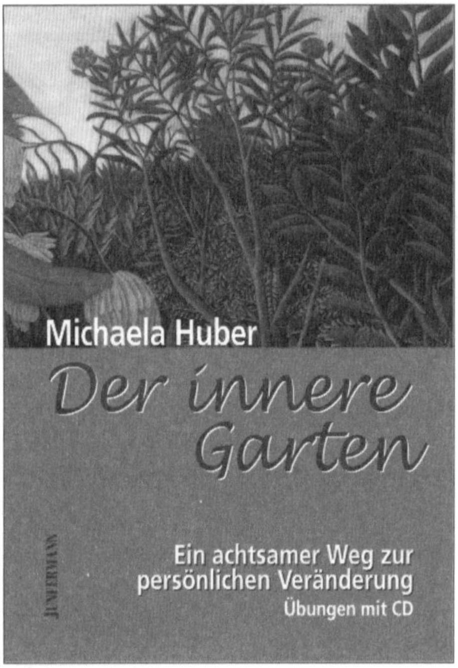

112 Seiten, kartoniert • € (D) 17,– • ISBN 3-87387-582-9

MICHAELA HUBER

»Der innere Garten«

Ein achtsamer Weg zur persönlichen Veränderung

Das richtige Buch für alle, die sich verändern möchten, aber noch einen Anstoß suchen.
In zehn Übungen – von denen sich sechs auf einer beiliegenden CD befinden – leitet Michaela Huber ihre LeserInnen durch einen Prozess der persönlichen Veränderung. Wesentlich dabei ist, erlernte Hilflosigkeit zu überwinden und eigene Fähigkeiten und Ressourcen wieder zu entdecken oder weiterzuentwickeln.

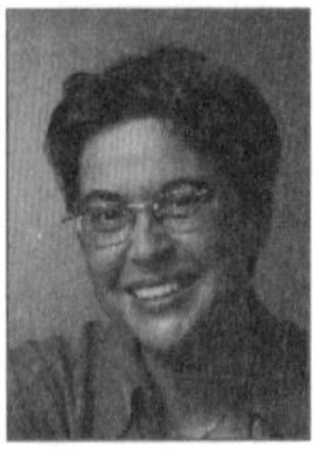

Michaela Huber,
Jahrgang 1952, ist psychologische Psychotherapeutin, Supervisorin und Ausbilderin in Traumabehandlung.

»*Michaela Huber hat die Fähigkeit, in lebendiger und verständlicher Sprache das Verhalten und Erleben von Menschen zu erklären, umsetzbare Tipps zu geben, wirklich tröstende Worte zu finden – und das ganze Durcheinander in einem selbst vom Kopf wieder auf die Füße zu stellen ...*« – Monika Gerstendörfer, Lobby für Menschenrechte

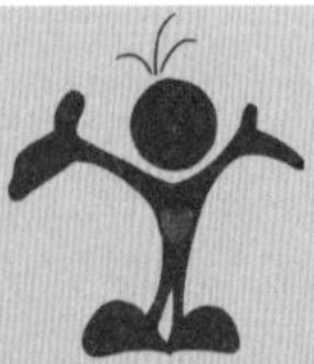

Das komplette Junfermann-Angebot rund um die Uhr – Schauen Sie rein!

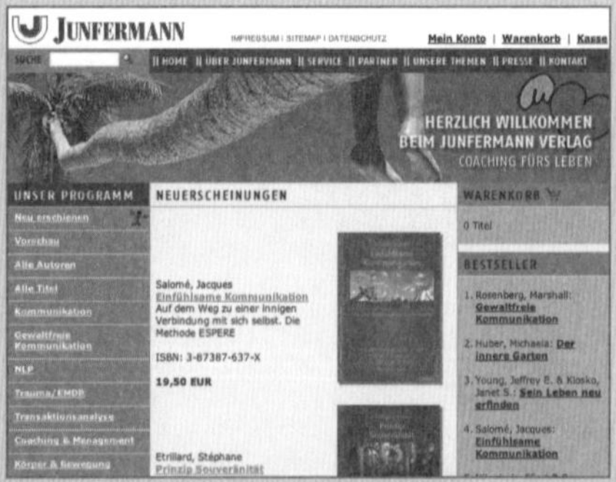

Sie möchten mehr zu unseren aktuellen Titeln & Themen erfahren? Unsere Zeitschriften kennenlernen? Veranstaltungs- und Seminartermine nachlesen? In aktuellen Recherchen blättern?

Besuchen Sie uns im Internet!

www.junfermann.de

Junfermann Verlag